「患者」になって再確認！

看護師でいられて本当に幸せ

中島 美津子

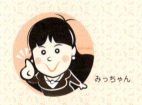

みっちゃん

日本看護協会出版会

「患者」になって再確認！
看護師でいられて本当に幸せ

CONTENTS

| プロローグ | 「アンドロイド中島」誕生への道 | 4 |

| Episode 1 | プロの看護師の"美しい仕事" | 9 |

| Episode 2 | プロは何事も美しい仕事をする [ルート管理編] | 17 |

| Episode 3 | プロは何事も美しい仕事をする [ゴミと居住空間編] | 25 |

| Episode 4 | プロは何事も美しい仕事をする [体位変換編] | 37 |

| Episode 5 | 「様子をみましょう」の地獄 | 47 |

| Episode 6 | "痛み"のある患者の検査——教科書がすべてではない | 53 |

| Episode 7 | 「本質的なニードを満たす看護」を考える | 64 |

Episode 8	嘘くさいドラマにも学ぶことはある ――オペ前の家族との時間 — 74
Episode 9	オペ室に運ばれて…… ――プロの"チーム医療"に感動 — 80
Episode 10	患者から得られた「情報」を 生かせるかどうかは看護師次第 — 87
Episode 11	気の利いた励ましの文言よりも、 つながることで頑張れる！ — 101
Episode 12	アポトーシスと音楽療法 — 111
Episode 13	とりあえず、「患者役割」仮の卒業 — 118
Episode 14	弱気な患者でいいんだ！ ――「ありのまま」を受け入れる看護 — 126
Episode 15	すべての経験は「看護」に通ず！ — 136
エピローグ	看護師って、 ホントに「世界最幸職種」！ — 145

● 著者紹介 — 160

プロローグ

「アンドロイド中島」誕生への道

　昔から病院とは縁がなかった。いや、就職試験に落ちたというわけではない。幼少時より健康体であったため、「仕事」以外で医療機関にお世話になることはなかったのだ。

　家族も「病院に行ってくるね〜」と言っても、「ママは具合が悪いのかな？」なんて誰も思わない。仕事に行くとしか思わないから、「いってらっしゃ〜い」とにこやかに送り出してくれる。そんな健康体に産み育ててくれた両親に、あらためて感謝していた。

　しかし、2013年7月の"その日"は違った。確かに「病院に行ってくる」だが、呈する様相が異なることは明らかだった。未明からの首から肩への激痛は家族も知らない。しかし、さすがに痛くて自分では運転できないし、駅までも歩いていけない。そんなときは、やはり頼れるパートナーである。

「姿勢のよさ」が逆に災いに……

　当時の私は、ちょうど某省への報告書作成に加え、かなり多重任務となっていた。ほぼ毎日終電で帰宅は午前様。睡眠時間が2～3時間はざら。しかし、もともとショートスリーパーかつサーカディアンリズムが夜型であるのだろうか、そんなに苦になることはなかった。

　いつも、子どもたちのお弁当づくりで朝5時半起き。日中は仕事でパソコンに10時間くらい向かっているという日々が続いていた。ところが、もともと姿勢がよいほうだったのが、災いの一因でもあった。

　例えば、デスクワークの姿勢が悪く、肩や腰に違和感を覚えていたら、途中で背伸びしたり、立って姿勢を変えたりしただろう。しかし、今まで「肩が痛い」「腰が痛い」という経験がない。だから同じ姿勢で、ずっとパソコンの画面を覗いていられる。そう、典型的なストレートネックで、ひたすら頸椎に負担がかかり続けていたのである。

　加えて、当時は、全国に今以上に飛び回っていた。ある事情で全国へリクルートのためいろいろな人と会わなければならず、キャリーバッグをゴロゴロ引きながら常に動きまわっ

ていた。「体重の1割を超える重量を持ち歩いていると脊椎に負担がかかる」のは、皆さんもご存じだろう。最近の小学生たちは、大きくなったA4サイズの重たい教科書のために「ランドセルによる腰痛持ち」なんて珍しいことではない。

148cmという"ちびっこ"の私も例に漏れず。腰痛こそ発症しなかったものの、40？kgそこそこのちびっこに4〜5kgの荷物なんてざらにあったのである。そして、"その日"……、知らぬ間に頸椎に無理がかかっていて、とうとう体が「いい加減にしろ〜！」と爆発したのだ。

患者という「生きもの」を生きた経験

いやいや実に恥ずかしい話である。私は日常的に「医療者たるもの、セルフマネジメントできて初めて他者をマネジメントできる」と豪語していた……。それだけに、結局、今回、患者役割をしてみて初めて、「自分ほど自分を知らないことはない」ことも学んだ。自分で自分のことを完璧にマネジメントできる人なんてほぼいないこともよくよく理解した。結局、ヒトは弱いもので、セルフマネジメントなんて、「そんなこと完璧にできやしないんだ」っと。

さらに、今思うと、もっと恥ずかし限りである。「知らぬ

間に」ではないからだ。典型的な教科書に出てくるような前兆がみられていたのに、気がついていなかった。確か、私は国家資格をもったプロの医療者のはず……。後から振り返ると、6月に入ったころ、テーブル拭きを絞って息子に渡したとき、「ちゃんともっと絞ってよ〜」っと、息子はギュ〜と再度絞っていた。またある日は、炒飯を継ぎ分けようとフライパンを持つが妙に重たい。結局、息子に継ぎ分けてもらった。その頃から、左上肢の握力はかなり落ちてきていたのだ。そして、とうとう……パ〜ン！　頸椎ヘルニアの発症である。

とはいえ仕事はキャンセルできないものもある。痛みを我慢してある講演会場に入ったのはいいが、真っ青な顔をしている私に、当日の責任者が「ただ事ではない」と見抜いた。

「みっちゃん先生、どうしたん？」

事情を話すと、すぐに決まった。

「とにかく今日は帰って！　ここはなんとか、私が代わりに講演しとくから」

そう言って追い返してくださったのが、当時AMG学習館の責任者・井上由紀子先生であった。今でも本当に感謝している。もしも、そのときに無理していたら、もっとしんどいことになっていただろう、というのは想像にたやすい。

結局、そのまま入院になるのだが、いやはや、医療者であ

るはずが、まるでド素人だった私のアセスメント……。

　しかし、こうしてあらためて、患者という「生きもの」を生きた期間を通して、さまざまな場面から、看護の本質を再考する機会が得られたのである。それも、「普通の患者の目線」ではなく、つまり「看護師が半分入った目線」で経験し、学ぶことができ、その患者体験をしてあらためて「看護の素晴らしさ」を感じることができたのである。

　そう考えると、頸椎が人工物となって「アンドロイド中島」になったことも悪いことだけではないのかもしれない。

　となると、自分だけでその気づきをお蔵入りさせるのは、もったいない！「できれば、皆さんと共有できたらな〜」っと勝手に思っていたところ、入院の翌年、雑誌『看護』で連載＊の話をいただいた。そして、今回、その連載を「書籍化しましょう」という話が来たというわけである。

　つまり、この本は、小難しいまじめな話は抜きにして、本当に「一患者としての視点」と、入院で見えた「私なりに気がついた看護の新たな視点」を書き留めているだけのものである。でも、教科書には絶対に載っていない患者の生の声もたくさん書いた。もしかしたら皆さんの意図するものと異なるかもしれないが、そこは小職の文才のなさと、あらかじめご容赦いただきたい。

＊『看護』2014年1月号〜2015年3月号「患者半分・看護師はんぶん」

プロの看護師の"美しい仕事"

「医療」「看護」を客観的にみられた貴重な入院経験

　私は、昔から身体のすべての細胞1つひとつに命が宿っているような気がして、実はマニキュアもしたことないし、ピアスの穴だってあけていないし、ヘアカラーだってしたことがない。化粧といえば、日焼け止め程度で、ほぼ生まれたままの自然体。いや、正確な表現をすれば「自然体であった」。

　なぜ、過去形なのか……。そう、今はもう"自然体"ではないからである。頸椎にチタン製の人工物が入っていて、そのおかげで私は生かされている。もう、以前の自分には戻れないし、戻ってはいけない！　成長しなければ！

私は患者経験をすることで、医療・看護というものをあらためて、客観的にみることができた。それは医療者としての成長に一役買ってくれる貴重な経験となった。

　結局、入院していても、感性は研ぎ澄まされ、養生するどころか、時には精神的に重労働をしたような気がするときもあった。端的に言えば「医療者って、入院中も常に仕事場にいるようなもの」なのである。

　患者でありつつも、「看護」が身体と頭にしみついていて、職業病のように自然と「看護師の目」で見てしまう。今回の入院でももちろん、看護師たちは「入院中は患者さんなんですから遠慮しなくていいですよ」と言ってくれたが、五感から入ってくるものすべてに対して、ついつい私は「看護師」として反応してしまうのである。

夜の病棟の音で「看護」がわかる

　入院中の夜中に、遠くの病室の患者の咳き込む音がすぐに耳に入る。「あ、吸引しなきゃ？！」と脳が反応する。しかもいったん目が覚めると、シ～ンとした夜の病棟では、いろいろな音が鮮明に、まるで状況が見えるかのようにはっきりと聞こえてくる。

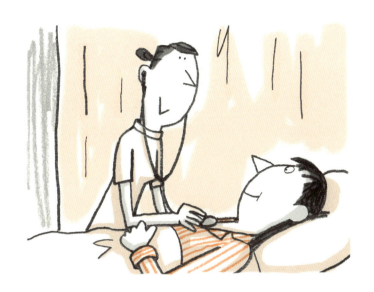

　ある患者が咳き込む。定期的に吸引している患者なので気管切開か何か？　「つらそうだな〜」と思いながらも、その後に看護師がパタパタと病室に向かう足音、そして吸引の音が聞こえると「あ〜よかった」とホッとする。

　一方、「あ〜、この音じゃ口腔内あたりまでしか痰を引けていない。もっと奥まで吸引しなきゃ」と、決してうまいとは言えない吸引の音にイラつくこともあれば、「よっしゃ〜！　ディープ！　お〜すっきり！」と自分まで気持ちよくなるときもある。

　さらに部屋に入ってすぐのタイミングで吸引する音が聞こ

え始めて、吸引後またすぐに部屋から出る音がするときもあれば、部屋に入ってしばらく、まだ咳き込む音とともに、吸引の音が聞こえてこないことがある。これで吸引前に、呼吸音の聴取をしているか否かがわかる。吸引前に呼吸音を聴取する看護師は、だいたい吸引後もしばらくは部屋から出ていく音がしない。

　現に私の全身麻酔後、聴診器をまっとうに使用し、呼吸音を聴取する看護師もいれば、サチュレーションモニターや医療機器の数値だけを見て、私に触りたくないのか（苦笑）、患者にまったく触れることなくラウンドを終えていく看護師もいた。いわゆる聴診器がアクセサリーと化しているロボット看護師である。そのロボット看護師が夜勤のときには、もちろん呼吸音聴取の「間」はない。

身体が「患者」で、頭は「看護師」

　入院中、動けるようになり、病棟を歩いていると、いつも同じ時刻に同じ場所にいる患者がいた。しかし、ある日いなかった。退院できるような状態でもなかったのに何日もいないと「え？　もしや？」と妄想してしまう。しかし数日後に姿を発見すると「あ〜よかった」と妙にホッとしたりしてい

る。赤の他人なのに……。

　とにかく、自分が元気になってくると、身体だけでなく、さらに耳や目や鼻などの五感までも研ぎ澄まされ、どうも心身・頭ともに、「まったく仕事から離れて」ということができない。その結果、「身体は患者、頭は看護師」という入院生活となってしまったのである。ま、元来、看護が好きなので、現象・事象からついつい看護師モードになってしまうのは難儀ではないが、脳としては穏やかな「患者」として養生したくなる。

　そんなこんなで、実は「もう少し、入院していたほうがいいと思うけど……」と主治医に言われたが、「心身・頭ともにゆっくりしたいので」と、みんなにはとても感謝していたが、ついつい看護師になってしまう自分を制御するために早目に退院し、「自宅入院」に切り替えたのであった。

わがままな患者？

　入院時は日常生活行動の評価を自己申告する。もちろん日常は自律しているのですべて「自立」に○。そのせいだろうか？　実は入院後なんと、まる3日間、私にはモーニングケアがなかったのである。

入院時、ブロック注射をしても1時間半程度しか効かず、激痛のためトイレも我慢して尿をいつのまにか自然に再吸収させ、必要最低限しか動けない状態であったのに、朝の顔拭きタオルはおろか身体拭きのタオルさえ来なかった。遠慮しているのか？　ADL上、自立となっているからなのか？

　しかし、状況から言えば、実は激痛の最中には不思議なくらいモーニングケアなんかどうでもよかった。身体なんて拭かなくてもよかったし、動かされるのが嫌だった。そっとしておいてほしかった。だから、4日目に普通にモーニングケアのディスポタイプのタオルを持ってきた看護師に対し、とても複雑な思いを感じたのを覚えている。看護師の自分と患者の自分が交錯していた。"うれしい"とも"迷惑"ともなんとも思わず、「あ、朝なんだ」と思った。

　後で考えると「いくら自立した患者だからって、3日間もモーニングケアがないのはおかしい！」と思ったりもする。

　激痛に苦しみ、患者の気持ちが強いときには「セルフケア活動なんてどうでもいい」とわがままな患者となり、数日後、痛みが治まって看護師の視点が強いと「おかしい」と思う。人間とはなんと勝手なものなのだろう！

　それでも、タイピングもできるほど、左手の筋力が回復したのは、あの痛みを乗り越えられたから……。手術って、

本当にすごい「術」である。生きたまま腕をひきちぎられ、ぎゅっと筋肉を握りつぶされているようなそんな激痛が、術後はまったくないのである。さすが……。そこで思った。では、「看護」って何なのだろう？

プロの看護師は「美しい仕事」をする

「プロの看護師は何事も美しい仕事をする」

先輩の言っていた言葉を反芻する。

「患者の寝衣にシワ１つないような体位交換」

「複数のルートの起始部から出ていくところまで一目でわかるようなルート管理」

「あたかも顔を洗ったかのような朝の患者の顔」

「何事もなかったかのような患者周囲、そして処置後のゴミまで美しくまとめる」

「患者の苦痛の部位を最大限理解した上での解剖学的対応」

患者の痛みがどこから来るのか、ただ痛みをとるだけではない「hands on care」の本当の意味。いまさらながら、初期教育を徹底して叩き込まれたことに感謝しても感謝しきれないくらいである。患者になってあらためて感謝する、九州大学病院での教育を……。

自分が入院し、「え〜！？　信じられな〜い！　そんなアホな看護師がいるの？」と思ってしまうことにも遭遇した。でも、それは反面教師。自分たちが行ってきた教育はどうか？　先輩としてモデルになっているか？　環境はどうか？

　実際、今まで大学やさまざまな研修で自分が話してきたことがいかに薄っぺらい看護であったか猛省するいい機会ともなった。

　人間は環境に育てられる動物である。1人ひとりの看護師に悪い人はいない。しかし、国家ライセンスを持った科学者としての専門職である看護師としてびっくりするような言動の人もいるのは事実。だとしたらやはり「プロの看護師の美しい仕事」をもっと後世に伝えていかなければならない。

ナースの道標 1

**人間は環境に左右される動物である！
ウギョー〜〜っと思う同僚を見たら
自らの責任と思うこと！**

Episode 2

プロは何事も美しい仕事をする
［ルート管理編］

看護師を続ける支えとなった「言葉」

　自分が患者になって感じたこと……。それは、新人のときに出会った、厳しくも真意をついた先輩たちの一言一言の言葉の意味の重さ。

　Episode 1 でカミングアウトしたが、実は私は「アンドロイド」である。私の脊椎は人工物によって機能している。そして、アンドロイドになる過程で、たいていの看護師が当たり前にできることをまったくできない「信じられない……(-.-);」看護師に遭遇してしまった！　そこであらためて基本の大切さと現場教育の大切さを感じさせられた。

　例えば、さまざまなルート管理。今や術後はできるだけ抜

管して病棟に戻るが、それでも、輸液はどこの病棟でも存在するルート管理の基本であり、輸液管理は看護師として重要な役割である。

輸液管理でいつも思い出すのは、もう20年以上も前になるのだが、私が小児科病棟にいたときのこと。「このことがあったから、私は今でも看護師をしているのかもしれない」と思うほどうれしいことがあった。

成人の病棟でもそうだが、小児の病棟では、特に夜勤の看護師に輸液管理を任せられるか否かは、患児の安眠だけでなく付き添っている親の安眠にもかかわってくる。当時、私は夫の転勤でやむなく辞めなければならなかった。その最後の準夜勤務のことだった。付き添いの親御さんから「中島さんが夜勤だと安心していられた……」という言葉をもらったのである。ホントにうれしかった。

厳しかった先輩の教育に感謝！

小児科病棟は親が一緒に寝泊まりしていることが多い。狭いサークルベッドに一緒に寝る親もいれば、寝心地の悪いギシギシ軋む簡易ベッドに寝る親もいた。いずれにしても輸液ルートがあると、子どもの寝返りのたびに目を覚まし、ルー

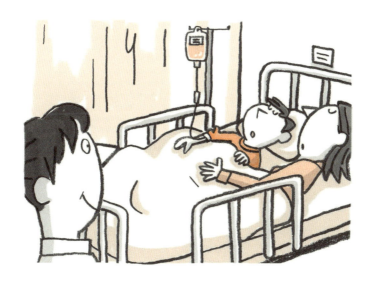

トを確認する親たち。

　大事な大事な命綱の静脈ルート。何回もトライしてやっと確保できたルート。刺し替えなんて簡単にできない。それは子どもたちにとって、大人が考える以上に本当につらいことだから。

　輸液だけではなく、酸素のルート、ECGモニターライン、どれも命綱。寝返りをうつたびにカニューレやモニタリングのルート位置を親たちは確認する。

　そのような中、私が先輩たちから厳しく言われていたことがいくつかある。

「ルートトラブルは看護師の責任！　親が安心して眠ることができるよう、目配り・気配り・心配りができて初めて一人前だ！」

「できるだけ、輸液が終わる寸前にはその場にいること！」

「ルートは一目でわかるように美しく！　整然と！」

「点滴が落ちているか見るだけではダメで、刺入部からボトルまで必ず確認する」

「そのときルートがいくつあっても一目でわかるように整然としていること！」

というのがプロだと。

　特に輸液ルートに関して、先輩たちはすごかった……。

　昼でも、夜でも、とにかく、「点滴が終わりました〜」というナースコールが鳴らない。つまり、ナースコールが鳴る前、あと1〜2分というところで、ちょうど見計らったように病室へ行き、子どもたちや親とさりげない言葉を交わしながら、輸液管理をしていた。そんな先輩たちを必死で見習った。

　そのような中で育ってきた私は「本当に幸せな教育を受けることができた」と、今さらながら厳しかった先輩たちに感謝している。

　あの最後の準夜勤務のとき、私はやっと看護師として認め

られたような気がした。うれしかった……。今でもその光景はくっきりと脳に刻まれている。

卒後教育でのロールモデルの大切さ

　ところが、自分が入院してみると、まったくそれができていない看護師が複数いた。もちろんできている看護師もいた。できる看護師のときには安心できた。でも、そうでない看護師のときには安心できなかった。

　後者のときには、結局、自分で輸液管理をした。輸液が終わる前に正確に時間を管理してベッドサイドにやって来ることなんてなく、終わっても来ず、だから詰まらないようにルートをミルキングしながら、ナースコールで「点滴が終わりました」と伝える……。なんだか悲しかった。

　そういう看護師は、一事が万事、時間管理だけでなく、滴下筒や途中のルート確認なんてもってのほか！　いつでも、1滴落ちたらすぐに視線が離れていた。それが彼女にとっての輸液管理。

　「最悪……。今夜はこの看護師か……」

　一晩中、睡魔と闘いながら、不眠不休で患者と看護師の二役をする苦しい夜もあった。

でも、その反対に「そろそろ終わりだな〜」と思うときに、正確に来てくれる看護師もいた。そんなときには、とってもうれしかった。そういう看護師が夜勤のときには、安心して眠れた。

　だが実は、自分が情けなかった……。

　看護大学の教員をしていたとき、私は学生たちに「自分ができることは、他人もできると思ってはいけないよ」と、あれほど伝えておきながら、自分自身は、それをすべての看護師に求めていたから……。

　看護師の教育課程がとても複雑な日本であるがゆえに、どのように育てられてきたのか、1人ひとりの"パストヒストリー"はある意味、その後の教育プログラムを組む上でとても重要である。おそらく教わっていない、あるいは、学習チャンスがなかったために、できないだけなのだろう。

　教育現場で取り入れられているOSCE（オスキー：Objective structured clinical examination）だけでは、やはり難しいものがある。だからこそ、大切な先輩の存在だ。

「看護のプロ」としての認識

　今は、ちょっときついことを言ったらすぐに諦めたり、逆

切れしたり、「辞める」と言ったりするために、先輩たちからの「厳しい目・教育」が不足している。

　また、そういうことを指導できる先輩たちがいない世代になってきていることも危惧される。ということは、やはり、育てられている環境がそうさせているのである。

　私と経験年数が同じくらいの看護師とその話をすると、自然と盛り上がる。

　「そうだよね〜、私たちが若いころは、自分たちが病室を出ると先輩たちがさりげなくチェックに行ってたよね。そして『あの汚いベッド周囲は何？　ぐちゃぐちゃに絡んだルートは何？』って叱られてたもんよ。でも、今の若い子にそんなことしたら、『うざいよね〜』とか、『別に命には関係ないし〜』とか、『学校で習ってませんから』って逆切れしたりするんだよね〜。で、すぐに辞めちゃうんだ、これが……。なんだか私たちもどう関わっていいのか、困るよね」

　その看護師は続ける。

　「このあいだも、新人の看護師に言葉使いをちょっと注意しただけで『はいはい、わかりました。もう何もあなたには相談しませんから！』って逆切れされちゃってさあ」

　でも……、でも……私たちは命を預かる国家資格を持った科学者のプロである！　プロは「美しい」仕事をするものだ。

入院していたときも、ついつい目がいってしまう。そして、絡まっていないルート（輸液・酸素・モニター類・ドレーン類）を見ると、その日の担当看護師の力量が想像できる。実際に関わってみると思ったとおりであることが多かった。

　やはり一事が万事である。ついつい輸液管理ひとつに、その看護師の「プロとしての認識」を見てしまう。看護師モードの患者だからこそ見えてしまうのだ。

ナースの道標 2

「ルートがぐしゃぐしゃに絡まっている状態は、
理路整然とアセスメントできない
あなたの頭の中を表しているのよ！」
by 先輩！

プロは何事も美しい仕事をする
［ゴミと居住空間編］

譲れない"清潔"と"不潔"の区別

「アンドロイド中島」になる前、まだ私が生身の人間で、激痛に耐えていた入院中の体験……。

まるで「忙しいんだから、ちょっとぐらい、スタンダードプリコーションを守らなくても、ま、いっか〜！」と思っているのかと思うほど、処置後のゴミをコンパクトにキュッとまとめることもなく、押して訪室する3段カートの「あろうことか！」最上段に不潔なゴミ袋を、ご丁寧に単価の高い肌用のテープでくっつけて、しかも口を広げたままにしている看護師と遭遇！(>_<)

「ウッヒョ〜〜！」

しかし、百歩譲って、そのとき私はまだ手術も受けていないし、術創があるわけでもなく、易感染状態でもなかった。普通に生活している人と同じ状況と言えば同じ。ま、そのゴミ袋に処置後に出たゴミを普通に入れるのであれば、まだ目もつむれる……。

　ところがこれまた、あろうことか、その看護師、ゴミをポーンと投げ入れる。コントロール悪く、投げ入れようとしたゴミがゴミ袋に入らず、そのまま最上段にある清潔な物品と混在している……。

　これまた一万歩譲って、清潔な物品は外装に保護されているので、直接的には影響を受けない。だから「まっ、いいかな……」ってことなのか……。まさに「こら〜〜〜！　そういう問題じゃないでしょう！」という状況。「いやいや、やはり、そこはプロでしょう！」

　とっても急いでいるときだったのかもしれないが、それでも医療的な"清潔"と"不潔"の区別ができる行動がとれないようでは、そもそもプロ意識ということ以前に職業倫理というか、モラルを問うてしまう。

　もちろん、これが日本ではなく難民キャンプ場や大規模災害現場など常軌を逸する状況であれば、ゴミも清潔もへったくれもない。命が優先である。逆にそんなところでは厳格な

区別は医療活動の障害ともなるため、多少の清潔・不潔の区別は目をつむり、必要最低限の「洗潔」を保持する。

しかし、ここは日本である。しかも"最先端"を掲げて急性期医療を提供する病院のはず……。

こういう看護師って、たぶん一事が万事、ほかの場面でも、プロとしての行動をとっていないのかもしれない……と想像するにたやすい。モノも使ったら使いっぱなし。収納するときも奥に収納せずに手前に収納するなど、次に使う人のことを考えた行動なんてとっていないのだろうな〜とついつい思ってしまう。

もちろん、プライベートの部分では、どんなに清潔・不潔が入り混じっていようと、他人に迷惑をかけない程度であればそれはぜんぜん構わない。しかし、ユニフォームを着たプロとして患者に対峙する場面では、特に、プロとしての美しい動きが求められる——なんてことを考えていたら、図星だった……。やはり一事が万事……であった。

ベッドサイドは患者の居住空間
モノの配置は変えるべからず！

さて、この"一事が万事看護師"さん（私が密かに命名！）、

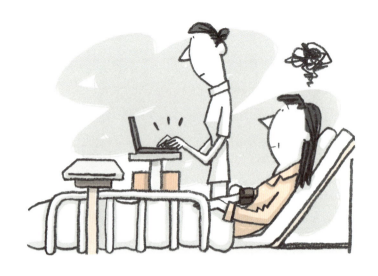

術後、バイタルサイン測定のために、自分の3段カートをよりパソコン入力しやすい位置にしようと、患者（私）のオーバーテーブルを動かす。脈（tension）をみることもなく、いきなり自動測定器を私の腕に巻き、まずスイッチオン！ブーっと加圧が始まって自動計測している間に、患者（私）を一瞬も見ることなく、パソコン画面を見ながら「昨夜、眠れました？」とのたまふ……！

　いろいろ自分の確認したい情報だけを訊いたと思ったら、自動測定が終わり、すぐにその数値とともに、私から聞いた情報を電子カルテに入力。患者にまったく触れていない……。

「うそでしょう……」と思うまもなく、一事が万事のオンパレード……。

　そのとき、私は手術直後で、痛みとそのコントロールのための薬の副作用で起き上がることができず、ほとんど動けない状況だった。「何か困ったことはほかにないか」「望むことはないか」などと尋ねることもなく、「今日は……」と言いながら、その日の検査予定を電子カルテ上で確認しながら「あ、今日は特に何も入っていないみたいですね」とのたまふ！　「みたい」って何？　自分の受け持ち患者の1日のスケジュールをパソコンで確認しながら話しているのだから、そこはあいまいに言うのではなく、「現時点では」と断りを入れ、名言するほうがいいんじゃないかな？！

　さらに続く"一事が万事看護師"さん。動けない私にとって、周囲のグッズ（ティッシュとか、ナースコールとか、オーバーテーブルの位置とか……）のセッティングは、痛みと闘う長〜〜い1日を過ごす上でとても大事。「ベッド周囲のモノの配置は患者にとってとても大切」という基本的なことを認識していないのか、これもまたあろうことか、ひとしきりパソコン入力が終わると、そのまま退室していってしまうではないか！(>_<)

　「ちょ、ちょっと〜〜！　元に戻しておいてよ〜〜！　届

かないじゃん！」と言う間もなく、「じゃ、失礼しま〜す」と、とびっきりの笑顔で退室してしまう。その瞬間、初めてアイコンタクトがとれる。「え〜！？　これって、あり？」

「そんなの大したことではないじゃない」と思うかもしれないが、入院中の患者にとって、ベッド周囲の空間は居住空間でもある。何も体動制限のない患者ならいざ知らず、特に、痛みや苦痛、そのほか体動制限がある患者は生きていくために、最適なセッティングを自分なりに工夫している。

「患者のベッド周囲は、患者の居住空間であり、パーソナルスペースであることは当然」と認識しながらベッドサイドケアを展開するのが看護師。だから「物を動かしたら元通りにする」のは、ほぼ習慣として身についていることではないだろうか……。

というか、これって別に看護師だけではなく、普通に「家族」をはじめ自分以外の「他者」と暮らす自宅においても家庭運営をしていく上で、あるいは、働く職場でも、ランチに行ったときでも、いつでもどこでも「使ったものは、元に戻す」というのは、暗黙のうちに社会通念としてあり、生きていく上で誰もができることであるはず……。社会人として「他人の物を借りたら返すし、動かしたら元の位置に戻しておく」って常識ですよね〜〜！

患者を見守り、「待つ」看護

　ただし、患者の病期によって実は、そうでもないこともある。患者自身にあえて、治療的ないい意味で、ストレスのかかる状況で生活してもらうことで、それがリハビリとなり、「看護」になることもあるからちょっとややこしい！

　ホスピタリティとは、なんでもかんでも先回りして看護師が手を貸すことではない。ときには「無愛想な看護師」と思われることがあったとしても、アサーティブに、患者が自分でするのをじっと見守り、「待つ」という看護もある。もちろん、そのときには回復過程の１つとして必要であることを伝えるインフォームドコンセント（IC）を行った上のこと。このような、患者のために「あえて手を出さない」というprocessが必要な場合もある。つまり一見、患者にとっては鬼のような看護師の所業かもしれないが、実は廃用症候群を予防し、自然治癒力を高めようとしている質の高い看護なのである。

　そう、実は前述した"一事が万事看護師"さんも術後に遭遇したときには、質の高い看護を提供しようとしている看護師の部類に入っていたのである……っと安直に言いたいのだ

が、しかし……いや、でも、もしかしたら……ものすごく苦しかったときだったから、ものすごく無愛想に感じただけかもしれない。もはや、今となっては、確認することはできないが……。

　一方で、入院中、同じ看護師の立場から見て「あ〜〜さすがだな〜！」と感心する看護師たちに出会って、あらためて「看護職っていいよね〜」と思う。

　それでも、自分の状況によって、その解釈が異なってしまう。理性と感性が交錯してしまうときあるからだ。ADL自律のためとはわかっていても、まだ痛みで苦しんでいたりすると、どうしても看護の視点が消え去り、単なる悶え苦しい思いから、素人の患者となってしまうのである。

　もちろん「あなたのために……」なんて言われなくてもわかっている。たとえ、もう動いていいのだからと頭ではわかっていても、まだ創痛があるときには、ついつい甘えたくなってしまうのが患者なんだ……と、あらためて「理性と感性は別物」と認識する。

1つひとつの行動にプロとしての責任がある

　実は、例の"一事が万事看護師"さん、決して「は〜〜？」

と目が点になることばかりではなく、時には、術後、素晴らしい看護を見ることがあった。つまり、「患者のため」という誠意がなかったのではなく、どうもたまたま患者である私の状況を把握していなかっただけなのかもしれないとわかってきた。

でもまだラポールが形成されてないないときに、一度あり得ない状況を見てしまうと、たとえその後に素晴らしい看護をしていたとしても、そんなにすぐにはその看護師の誠意を信用できないものである。だから「患者のため」とわかっていても"なんだか腹が立つ"。でも「いやいや私のためだ」って理性が働き、笑顔でアイコンタクトを返してしまう自分も、なんだか中途半端で苦しさに苛まれる……（苦笑）。

看護師免許を持っている私でさえ、頭ではわかっているが、心情的に……(￣□￣;)となってしまうのだから、いわんや、一般の患者さんをや！　「ラポール形成」とは本当に大切なものである。

もしも、一般の患者であれば、きちんと説明していないと、優しくてなんでも先回りして、いろいろとお膳立てしてくれる看護師を"いい看護師"と思ってしまうだろう。そのため患者がまだ、心情的にしたくないと思っているときに、それをすることを促す看護師を「なんて優しくない無愛想な看護

師なんだ」と思うかもしれない。患者心理って、「わかっちゃいるけど……」とよく言われるが、本当にその通りである。

「看護師の行動って、1つひとつプロとして産出された以上は、すべてに責任があるんだな〜」っと、あらためてプロとしての責任ある行動の意味を考えさせられた。

Episode 2で、「ルートがぐしゃぐしゃに絡まっている状態は、理路整然とアセスメントできないあなたの頭の中を表しているのよ！」という先輩の声を紹介したが、この"一事が万事看護師"の場合も、私というよりもむしろ、天から「ゴミも美しく、できるだけコンパクトに！」という先輩の声がコダマしてきた。わかってる、わかってるけど、一事が万事さん、あなた、行動見られているんですけど〜！

まぁそうは言っても、確かに「忙しい」と感じている人にとっては「ゴミの捨て方まで、いちいちやってらんないよ〜」と、その優先順位が下がってしまうのもわかる気がする……。とはいえ、「忙しい」ということとプロとしての行動とは、ぜんぜん次元が違うのであるが……！

「忙しいからちょっと待って」は大禁句！

「忙しい」という文字を分解してみると、「心」を「亡く

す」と書く。いやいやいや、いくら"一事が万事看護師"でも、心を亡くした人なんていない。そもそも、医療界を志してくる看護師たちに「100％給与のため！」という人はいないだろう。何かしら人の役に立ちたい、という「心ある」人たちばかり「である」。いや「あろう」、いや「あることが多い」、いや「を願っている」……（苦笑）。

　「心がない」のではなく「忙しい」という言い訳をする人はいる。そう「言い訳」、つまり優先順位の違いである。「優先順位が高い」と思うことがあると、たとえ他にしなければいけないことがあっても、何よりも、それを優先する。そして「優先順位が低い」ことは後回しにする。そのときに「忙しい」を言い訳にするのである。

　"看護師の禁句"をご存じだろうか？　「忙しいからちょっと待っていてください」である。このセリフ、有名な禁句が2つ入っているのだが、よもや、口に出していないことを願う……。「忙しい」は、患者に「あなたの優先順位低いです〜」っと宣言しているようなもの！　そして「ちょっと」は、相手に不安・不快を与える。「"ちょっと"って何分？　どれくらい？」と、個人によって、3分だったり、10分だったり……。たったの1分で「まだ〜？」っと、急かす患者さんもいるだろう。

私は患者さんに「忙しいから、後で来ますね」なんて、口が裂けても言えない。これも、怖〜い怖〜いかつての先輩方から叩き込まれた看護師魂のひとつでもある。いまさらながら、先輩方に感謝である。

ナースの道標 3

患者はすべてを見ている。
だからプロとして一挙手一投足に意味がある。
患者には不安要素を与えない！

プロは何事も美しい仕事をする
［体位変換編］

20代でも発生する"褥瘡"

　体位変換！　このときこそ血行促進も！　と考えるのは普通だと思っていたら、違った……。

　2015年に「日本褥瘡学会学術教育委員会ガイドライン改訂委員会」から「褥瘡予防・管理ガイドライン（第4版）」が出されたことは多くの方がご存じだろう。未だにガイドラインの推奨度は「C1」（根拠は限られているが、行ってもよい）が多く、よりエビデンスとなる研究がこれから必要で、まだまだ未開発なのが体位変換・ポジショニングの分野である。

　しかし、そうは言っても、基本的に体位変換は褥瘡予防のための血行促進・皮膚の観察にはもってこいのシチュエ

ーション！　ただコロコロと患者を転がすだけではないことくらいは、きっと看護師なら当然わかっているはず……と思いきや！ (>.<)

　私は入院をして、自分の「当然」がほかの看護師にもあるとは限らないことを、体位変換の場面で思い知らされることとなった……。

　そもそも人間はべた〜っと寝たままになっていると物理的刺激と化学的刺激の両方から、いわゆる「褥瘡」ができやすくなる。そのため、自分で体の向きが変えられない状況の患者さんには"体位変換"をする。

　実は私は、まさか、その昔、つまり20代、今よりもず〜〜〜っと若かったときに、なんと踵部に褥瘡ができてしまったのである。それは、1人目の子どもを産んだときのこと。帝王切開術を受け、麻酔のために下肢を動かそうにもなかなか動かせなかったから。

　そのときのことはとてもよく覚えている。麻酔のため、初めはどこの痛みもなかったが、だんだん下肢の感覚が戻ってくると、帝王切開の痛みではないところが痛かった。「どうして？」と思い、当時、その病棟全員が助産師さんだったのだが、担当の助産師さんに確認してもらうと、いきなり「あ〜！　これって褥瘡ですよね〜！　へ〜、若くても褥瘡って

できるんだ〜！」とのたまふのだ……(-.-);

　あの……そんなこと「患者の前で言うか？？？」と思いながらも、踵部の痛みのことなんかよりも、1人目の子どもだったので授乳のことで頭がいっぱい！　そうこうしているうちに若かったこともあり、結局、発赤程度でそのチクチクする痛みは数日で消失した。

看護師ならではの"体位変換"

　さて、そんな苦い思い出があるので、私は患者さんの褥瘡予防については比較的神経質なくらいに、しっかりと体位変換もしたし、そのときに血行促進のマッサージもしたし、オムツや肌着を外す陰臀部洗浄のときなどには皮膚の観察もしてきた。まるで自分の体験が1つのトラウマになっているかのように……(^.^);

　20代でも同じ姿勢でいると褥瘡になるんだから、いわんや、もっと年をとっていれば……ということで、「物理的な負荷をかけ続けない」という体位変換は、ガイドラインの中でも推奨度「B」となっているように、やはりとても大切なことである。

　でも実は、体位変換というのは単なる褥瘡予防が目的では

ない。特に側臥位のときなど、体幹部分だけでなく"四肢の置き心地のよさ"というものは、実は看護師の技量によってまったく異なるのである。素人と玄人の違いをそこに見ることができる。

　玄人——つまりわれわれ科学者としてのプロは、患者さんの体を動かすときに、ただ単に体の向きを変える行動をとるのではない。まるでスケルトンで患者さんの全部を見ているかのように、苦痛の部位、ルート類、筋骨格系の筋力の低下、関節可動域の制限などを考慮して体位変換をするはずである、いや、であってほしい、いや、望みたい、いや、考えてほしい… (-.-) …

ありえない体位変換をする看護師に遭遇！

　入院中、ものすごくありえない体位変換をする看護師と遭遇してしまった……。その看護師はある患者さんを仰臥位から側臥位にしたのだが、そのときに下側になる上肢を体幹の下敷きにしたままにし、あろうことか、まるで大根か何かをつかむように指先で、上側となる腕を上からつかみあげ、体幹を仰臥位から側臥位にしただけで、あとは下肢もただ重ね

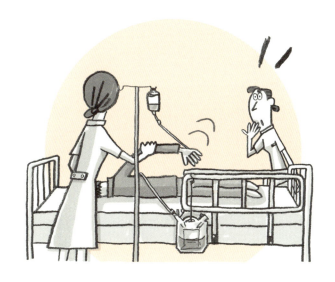

ただけ (?-?)。

　これではまるで素人……。これじゃ〜膝と膝の骨があたってものすごく心地悪いし不安定……。しかも、仰臥位でその長さを保っていた輸液ルートやJ-VACのルートはピ〜〜ンと引っ張られたまま……。そして冒頭で触れたような背部のマッサージなどの血行促進へのケアもまったくすることなく、寝衣もしわしわのまま、ただ、ボテッと枕を置いただけ……。そう、物理的な想像力とケアの創造力を働かせることなく、ボテッとただ置いただけであった (>.<)。

　これこそ「看護」というプロの仕事ではなく、単に体の向きを変えるという機械的「作業」をしているロボット看護師

の典型……。この看護師は、いつもこんな雑な体位変換を患者さんにしているのだろうか？？？

言えばできるのに、しない？

　思わず私は、自分が術後患者であることを忘れ、気がついたら、その看護師に教えていた……！　だって、これ以上、不快な思いをする患者を増やしたくなかったから……。

　でも、その看護師はとても素晴らしかった。出会いは「ありえない……」状況であったが、私が「あ、もっとこうしたら患者さんとしては気持ちいいかも〜」なんて、やんわりと体位変換のことをいろいろと伝授していると、嫌な顔ひとつせずに、まるで基礎看護技術の演習か何かのように、真剣に耳を傾けてくれたのである。

　そして、その次の体位変換のときには、教えられたとおり、血行促進、寝具と寝衣のしわを伸ばす、ルート類を確認して緊張をとる、四肢の持ち上げ方、関節の角度・位置、体交枕の入れ方・置き方等々、一度伝えたら、何も言わなくてもちゃんとできていた！ (^.^)

　なんという学習能力の高さ！　ありえない看護師だ……と一瞬思ったが、やっぱりそうだ！　ちゃんとできるんだ！

ちょっと伝えるだけで、これだけちゃんとできるということは、これからもっともっといろいろなことを吸収していく能力をたくさん秘めているということ！　出会いは強烈に「ぎょ、ぎょ、ぎょ〜 (>.<)」と思ったのは事実だが、ちゃんと伝えれば吸収してくれる、その柔軟性と学習能力にホッとした。よかった……！　ありがとう！

　しかし、待てよ？？？？　大学や専門学校で学んできた基礎看護技術……。なぜ臨床現場でできない？？　それとも手を抜いている？？　故意にしない？？　あるいは1つひとつの行動に含まれるケアの意味を「行動」という表面的なレベルでしか理解せず、ただ「A = A」、つまり仰臥位から側臥位の方法はこう、側臥位から仰臥位はこう、というような方法論でしか学習していないため応用できない？？　まさか学んできていないってことはないはずだし……？？？？？　いろいろな思いが頭をよぎった！

　「人が足りないから……」は絶対に理由にならないし、言えばできるということは……。え〜？

　いやいや、不思議な看護師と遭遇したものである。もちろんほかの看護師でも、この看護師ほど雑な方法ではなかったが、結構いい加減にしている看護師もいたし、一方で「素晴らしい！」という看護師もちゃ〜んといた。

Episode ❹ プロは何事も美しい仕事をする［体位変換編］

看護師がやりがいを持って
仕事に臨むには

　できるのに「しない」のか、「できない」のか。う〜〜〜、なぜじゃ〜〜〜〜？？

　後者であれば、繰り返し繰り返し何度でも、実践する中で学んでいくことが可能であるが、もし前者であれば、患者をだませても自分をだますことはできない。質の低いケアを提供してしまっていることには気がついているはずで、自責の念で葛藤に苛まれ、やりがい感がなく、とてもつらいのではないだろうか……。

　それとも、仕事をいい加減にすることを何とも思わないように、あえて自分の看護倫理や職業倫理を麻痺させているのか……。あるいは「看護」ではなく、単なる作業を繰り返す「作業」ロボットとなってしまっているのか……。

　一度言ったら、きちんとできるようになったその看護師に確認したくなった……。でも実際はできなかった……。そんなことたずねるなんて、さすがにできない……。

　私自身、看護師になって後悔したことはないし、1つひとつの看護の積み重ねで、この仕事に本当にやりがいも感じる

し、素晴らしい仕事だと思っているし、高校でのキャリアガイダンスなどでもそれを伝えている。またそれは「素晴らしい先輩や仲間に導かれたからだ」といつも感謝していることも伝えている。

　でも、昨今の看護現場の状況は、しなければならないことは二乗的に増える一方で、内容とは関係なく、看護師を「頭数、常勤換算」という数値だけでとらえ、人件費をとにかく低くしようとするあまり、内容に見合った人員配置になっていないのも事実。その結果、どうも前者が多くなってきたような気がする。そう、「忙しいから、わかっているけど、そこまでしない」ということ。

　加えて、看護師1人ひとりへの教育の質も変化（低下？）しているのも否めない事実。これだけ、急激に看護大学ができてくれば、看護教員も定着せずに、あれやこれやと動いていく……。しかも看護教員も教育・研究・組織貢献と多くを求められ、講義と演習と実習の準備に追われながらも研究業績も問われる毎日で、へとへと……。

　さらに学生1人ひとりの学習能力にもその幅が広くなってきているので、それらの対応もとっても大変……。もっと言うと、学生の資質にも、なんらかの変化があるのではないだろうか……。

「やりがい」につながる仕事の厳しさ、面白さ。それらに裏付けされた自負心、そして矜持……。体位変換1つにも看護教育の厳しさをいろいろ考えてしまう出来事を目の当たりにした瞬間だった……。

　患者（他人）はだませても、自分の心はだませない。正直に生きることって簡単なようで案外難しいのかな〜。

ナースの道標 4

**看護行為はスケルトンで！
1つひとつのケアの中に
"患者の幸せ"が詰まっている！**

Episode 5

「様子をみましょう」の地獄

突っ立ったままの看護師

　まだ、0時……、まだ、1時……まだ、2時……。1時間ごとに時計を見る。

　手術を受ける前の痛みは、今、考えてももう二度と体験したくない苦しみだった。体重が比較的少ない、とはいえ、別に痩せているわけではないが、基本的に私は身長が低い。自ずと体重も少ない。それを考慮されつつ、その範囲内でマックス量の痛み止めのリリカを使っても効かない……。間で、トラマールも使うが、効かない……。

　わかってる、わかってるけど、まだ他に使える薬はないか、ひたすら悶々と考えながら時間だけがものすごくゆっくりと

流れていく……。いや、もうこれ以上の薬は使えないんだ。でも、痛い……。そしてまた、たまらずナースコールを押す。ほどなく、看護師が来る。

　看護師は「どうされましたか？」とても優しい口調。

　私「痛み止めって、他にないですよね……」

　看護師「そうですね。さっきの薬から、まだ1時間しかたっていないからもう少し様子をみましょうか」

　判を押したような回答……。「様子をみる」と看護師は簡単に発していたが、いかに残酷な言葉だろうか……。

　痛みにもだえ苦しみ、「意識を失ってしまいたい」と思うほどの痛みのときに、口調もやさしく、ニコニコしながら、その看護師は、突っ立ったまま答える。

　「様子をみましょうね」

　「"様子をみる"ってどういうことよ〜〜〜！　この嘘つき！」と言いたくなる。意識を消してしまいたいほどの痛みの患者に、その言葉は"投げ出された感"を与える。実に残酷だと思った。まるで「今はまだ痛み止め使えませんから、次に使える時間までは何もしません……」というように聴こえるからだ。

　ただし、もしもその看護師が、ただ突っ立っているのではなく、少しでも痛みを理解しようとする素振りや患者の体を

さするなど、本当の看護師としての「hands on care」を何かしていれば、患者の感じ方は異なる……。

　頭ではわかっていたが、これを自分で体感した。地獄を感じさせる突っ立っている看護師もいたが、一方で、そうでない看護師もいたからだ。

殺してほしいほどの痛み

　「"様子をみましょう"と言っただけで、そんなこと言われたらたまったもんじゃない！」という看護師たちの声が聴こえてきそうである。実際、今回の看護師の対応は「一見」何も悪くない。医師の指示どおりの回答だからである。

　でも、意識を失いたいくらいの激痛に耐えている患者からすれば正直、「最低……」と感じた。それ以上、その「様子をみる」看護師にはもう何も言いたくなかったし、言っても無駄だと、動けない弱者に対する動ける強い看護師……というヒエラルキーを感じ、悲しみさえ感じた。

　まだ、私が駆け出しの看護師のころ、末期がんの患者Wさんから「殺してほしい！」と言われた。その言葉が胸に突き刺さるほど鮮明に思い出された。痛みにもだえる永遠と感じる恐怖感と苦痛が、少しわかったような気がしたからだ。

そのとき私は、生きたまま左腕を踏みつぶされ、もぎ取られるような、生きた心地がしない息が止まるような痛みに、本当に「意識を失いたい」と思っていた。

　でも、正直「殺してほしい」とは思わなかった。それはきっと手術をすれば痛みから解放されるという一筋の光にも似た望みが確実にあったからだと思う。でも、Wさんは違った。骨転移があり、いつも「痛み止めを……」とナースコールされてきて、時には「殺してください」と言われた。末期がんの患者さんであれば、これ以上この苦しみが続くなら生きていても地獄、そう感じるかもしれない……。私は、痛みに苦しむ患者さんに対して、簡単に「時間的概念」だけで判断し、行動してはいけないことをあらためて実感した。

　あ〜、自分が患者になって、初めてWさんの苦しさを少し理解できたような気がした。そして、ぞっとした……。もしかしたら私も当時「様子をみましょう」と、突っ立ったまま言ってしまっていたのではないだろうか？　もしも、そうだったら、本当に、本当にごめんなさい……。

"受容と共感"の"hands on care"を

　一方、別の夜の看護師は「薬は使えないとわかっているけ

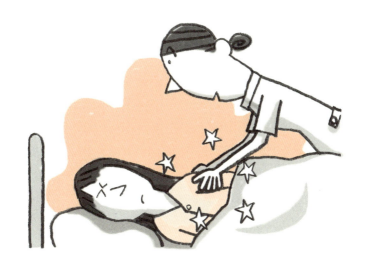

ど、何とかならないか」という患者の心理をちゃんと理解してくれていた。突っ立ったままの最低な、でも笑顔のあの看護師とはまるで違う。まずは、ちゃんと共感してくれた。

「そっか……、そんなに痛いんですよね……」

この入り方からして、異なった……。

いい看護師は「どのへんが一番痛みますか？ しびれは？」そう言いながら、優しく私の身体に触れ、痛みの部位を確認しながら痛みを"共感"していく。看護の醍醐味である"hands on care"が、これほど力を発揮するとは、自分が体感して初めてその偉大さに気がついた。

Episode 5 「様子をみましょう」の地獄　51

「看護」という文字が「手」と「目」からできていて、こんなにも「手」というものが大事であるとは……と痛みにもだえながらも、心が震えるほどの感動を覚えたのを、今でもはっきり記憶している。

　「hands on care」と「受容と共感」。口にするのは簡単だが、みんな実践できているだろうか……。自分のWさんに対する反省の念も感じながら「反面教師の看護師がいたからこそ学べたんだ」と感謝しつつ、そうと思うと関わってくれたすべての看護師に素直に感謝することできた。

　たった1人の「いい看護師」のおかげで、あの「様子をみましょう看護師」にさえ感謝することができる——本当に患者の気持ちって、なってみないとわからないものである。

ナースの道標 5

**曖昧な表現や四角四面な表現は
患者に苦痛を与えるだけ
看護は「手」と「目」
hands on care で！**

"痛み"のある患者の検査
——教科書がすべてではない

患者の痛みにまったく容赦なく検査は進む

　まさか"痛み"というものが、こんなに人の動きまでを不自由にするとは……。内服なんてまったく効かない……。ブロック注射も1時間程度しか効かない、いや、効くというより少し効いたような気がする程度……。

　そんな状況で受ける数々の術前検査。「痛いから、ちょっと待って」ということなんてない。いや、それで手術が遅くなるくらいなら、「我慢して検査を受けておこう」と思うのが患者心理。

　患者が痛みのために、こんな揺れ動く気持ちの中にいるのに、それでも容赦なく声をかけてくる看護師や検査技師。彼

らは、たとえ患者に痛みがあろうが苦しかろうが、医師から出たオーダーを進めていく。

　もちろん、痛みに何かしら対応した上で検査を進めようとする心配りはちょっとはあるが、緊急の手術を入れる場合は手術予定に合わせるために、そんな悠長なことは言ってはいられない。でも、でも、痛みや苦しみのコントロールがうまくいっていない患者にとって、検査はとてもつらいモノなのである。

　そのことをあらためて学習した今回の入院。看護師の対応だけでなく、検査部門の対応でも学ぶことがあった。

七転八倒の"痛み"をこらえて
なんとか受診するも……

　まずはMRI検査。通常、一般的な看護の教科書には、MRI検査時の看護として、閉所や大きな音に対しての配慮が書いてある。それらを患者に伝え、苦痛を緩和すること、と。

　ところがそれは正しくない。それは苦痛の緩和にならないのである。

　遡ること、発症時、まず思ったのは「もしかして……いやいや、まさか……でも……」だった。ちょうど某きれいどこ

ろの女優さんが急性心筋梗塞（AMI）で倒れたというニュースが流れた数日後、左肩から"息が止まるほどの痛み"が左腕に走った。「まさか……」と思う気持ちと、いやいや、ここで救急車を使い、もしも単なる肩こりだったらきっと末代まで「肩こりで救急車を使った看護師」と笑い者になりそうな気がして、ベッドの上で七転八倒。なぜか持っていたボルタレンを内服する。

なんとなく30分くらいしたら、少し効いたような気がしたので「これは循環器系ではないな」と直感で思いつつ、「でも、"美人薄命"という言葉があるではないか……」と少し心配になった。だが、神様は正直だった！ "憎まれっ子世に憚る"という言葉もあるが、そっちのほうだったのだ。

結局、救急車を使わなくてよかった！　肩こりではなかったが、命にかかわるAMIでもなかった（苦笑）。つまり"美人薄命"とは、やはりよく言ったものである。私の場合、案の定"憎まれっ子世に憚る"であった。

さてさてとりあえず、循環器系の疾患ではないと直感で思いつつも、午前0時にボルタレンを内服。しかし、薬が効かず。痛みに悶え、うとうともできない。これでは明日の仕事にも影響する……。

「ならば早めに整形外科を受診してみよう！」と一念発起。

明け方4時過ぎから、一動作ごとに休みながら痛みに息を止めつつシャワーを浴びる。なんとなく直感で入院になるだろうと思ったから。そのあたりは案外冷静である。

そして、気がつけばシャワーを浴びるだけで、もう5時。再度、ボルタレンを内服し、「少し痛みが治まったかな〜」という6時ごろ車で自宅を出た。幸い早朝のため渋滞もなくスムーズに病院に着き、すぐに整形外科を受診。

徒手筋力テスト（MMT）でも、明らかに左右差が出始めていた。左が弱い。そりゃそうだ！　だって左腕痛いんだもん！　X線検査では「あなたは、いわゆる首の長い方ですね」（？）というくらいで特に異常なし。でもこの痛みは尋常ではない。そこで、MRI検査をすることになった。

実はこれがこれほど苦しいモノとはまったく想像していなかった。まさに地獄であった。

地獄のMRI検査

そろそろ明け方のボルタレンの効果が切れ、生きたまま生肉をひきちぎられるような悶える痛みが走っている。外来での待ち時間に「気休めでもいいからボルタレンを内服しておけばよかった……」と思うが後の祭り。すでにMRI検査は

始まり、あの狭い筒の中にいる。

「あ〜〜〜もうダメだ〜〜！」

痛みを我慢して、同じ姿勢をずっと保つことができずに、あろうことか、検査途中でとうとうギブアップボタンを押してしまった。

放射線科の検査技師がすぐにカバーを開けて「大丈夫ですか？　あと3分くらいですけど我慢できますか？」と、とても優しく声かけしてくれる。それでも「こっちは大丈夫じゃないからボタン押したのに！　でもまた検査を1からやり直すのも嫌だしな……」と一瞬考えて、とにかく180秒数えれば終わるんだ〜〜！　と自分を奮い立たせ、痛みで泣きそうだったが、「はい！」と頑張った。

いくら「3テスラMRI」という最先端医療機器といえども狭い筒の中で工事現場のような激音である。とにかく痛みを耐え忍ぶしかない。あと123、122、121、120、119……。でも不思議なものである。最初のときよりも先が見えると苦しさが半減する。

そこで、また学んだ！　痛みのある患者にMRIを受けていただくときには、患者自身が先の見通しが立つように「○○分くらいかかります」など、検査に要する時間を伝えたほうがよい。

そして、さらにもう1つ学んだ！「じっとしててくださいね、動きに弱い検査ですから」と言われると、患者は手も足もどこも動かしてはいけないのかと勘違いし、まるでミイラになったのかのようにじっとしていなければならないと思い込む。医療者である私でも「じっとしてください」と言われたので、ひたすらじっとしていた。

　でも、ギブアップボタンを押したとき、イケメンのお兄さんが言った。

「手は動かしても大丈夫ですよ。おなかの上に置いたり、少しくらい動かしたりしても頸椎の撮影には影響ないですからね〜」

「そっか〜！　そう言われてみればそうだ！」と、腕を引きちぎられるような痛みの中でも、医療者として冷静に理解できる自分がいた。だから、思った。

「あと180秒ならなんとかいけるかも」

　それで再検査をスタートさせたわけである。寝たままだが"全身直立不動"というイメージよりも少し楽になった。

患者の"痛み"を看護師が検査技師に伝えなければ……

　いやいや、それにしても痛みのある患者が「じっとする」

のはどんなにつらいことか。X線検査のときも、普段は何でもない胸写だが機械を抱え込むように腕を上げるその動作が、いえ、ガンバッテ、できるけど、できるけど、でも、とてもつらい。「息吸って」と言われても、「う、痛い」と激痛が走ると息を止めてしまい、浅表呼吸しかできない。

　スパイロなんてもっと最悪……。痛みで息なんてそんな悠長に「ふ〜〜〜〜〜」ってできない。元気な人、というか、激痛のない患者さんでも、スパイロの「ふ〜〜」は超しんどい。ましてや痛みで浅表呼吸をしている患者には、検査技師が"地獄の閻魔大王"に見える。

　おそらく検査部門にはそこまで詳しい患者情報はないのかもしれないので、検査部門の人を責めることはできないが、ここでも、学びがあった！

　ただ「患者を連れていく」という作業しかできない看護師でなければ、もしかしたら、そこまで患者が苦しまなくてもよくなるかもしれない。例えば、今回も「この患者さんは、左肩から左腕にかけて、もぎ取られそうなくらいの痛みに苦しんでいる」ことを、一言でもいいから、連れてきた看護師が検査技師に直接伝えていれば、きっと検査技師は「地獄の閻魔大王」にならず、通り一遍の言葉かけだけにはならなかっただろう。

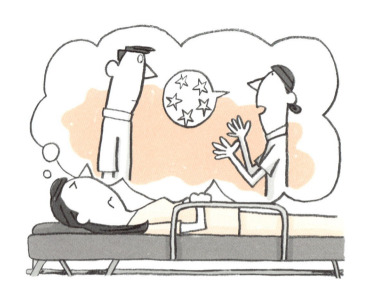

　だから、何も知らない検査技師は、いとも簡単に
「はい、もっと、腕を上げてしっかり抱え込むようにしてください、はい、もっとしっかり」
とか、
「はい、もっと吸って、吸って〜〜〜、まだまだ吸えるでしょう？　はい、もう１回」
とか……。そして、検査の終了後、
「はい、終了でっすぅ〜、お疲れ様でした〜」
と普通にのたまふ…(-.-)…。患者の痛みを知らない検査技師は、次々と送られてくる検査のオーダーをさばくために、機

械的な対応になってしまうのは仕方ない。

　しかし、看護師の一言があれば、
「左腕、上げられる範囲でいいですよ」と言いながら、「もう少し」と言ったり、
「左腕が痛い中、よく頑張りましたね」とか、
「痛みを我慢して協力してくださったので1回で終わりましたよ」とか……。

　患者が腕をもがれるほどの痛みを乗り越えて検査を受けている、その苦しみを軽減させられるような労いの声かけができたのかもしれない。

　もちろん検査のオーダー時、簡単な患者の状態は医師が書いているかもしれないが、1日に外来・入院・救急までものすごい数の患者が来る中で、できるだけ意味のあるデータを取ろうとしている検査部門に、いちいち患者全員の細かいところまで事前に確認をしておくことを望むのは難しいのかもしれない。だからこそ看護師の出番である。

"作業"だけの看護師から"看護"の力を発揮する看護師に！

　そう、"看護"ではなく"作業"だけをこなしている看護

師には、検査技師への情報提供能力はないのかもしれない。しかし、それでは困る。やはり、最も患者の近くにいる看護師の"作業"ではなく"看護"の力が必要となる。

一言、検査のときに言い添えるだけで、どれだけの患者が救われることか……。国家ライセンスを持った看護師である私は、"看護"をしたい。だからこれからはどこかに痛みや苦しみのある患者を検査室にお連れするときには、必ず検査技師にそのことを伝えていくであろう。

入院中に何回か、ベッドのまま、あるいはストレッチャーや車いすで、そして退院前は独歩と、いろいろな移動手段で検査室に行ったが、よくよく考えてみると、結局、死ぬほど痛かったときに行ったときも、退院前に独歩で行ったときも、検査室での声かけがまったくいっしょだった。自分が患者を経験してみてあらためて感じた。「それって、やっぱり変だよな〜」っと。

むしろ、独歩で行き、左腕の痛みなんてまったくないときの検査技師はとっても優しく「左腕上がりますか？　痛みやしびれは大丈夫ですか」など、とても気遣ってくれた。ちょっと失笑さえしそうになった。

「今じゃなくて、あの、本当に痛くて苦しんでいたときに言ってよ〜〜」と。

蛇足だが、激痛に耐えながらのスパイロも、もちろん運動後のさわやかな汗ではなく、明らかに気持ちの悪い冷や汗でぐっしょりになった。

　それでも、しなきゃならないことはわかっている。同じするなら「え〜〜い！　1回で終わらせてしまえ〜〜〜〜！ふ〜〜〜〜〜っ！」

　もちろん1回で終わった。

　患者役割、全うである！

ナースの道標 6

**教科書は嘘ではないがすべてではない。
個々の情報共有の橋渡し役、そして
「個別的声かけ」とともに行動する
——それがプロの看護師である**

Episode 7

「本質的なニードを満たす看護」を考える

闇に吸い込まれてしまいそうな夜の病院

　カーテン。夜になると閉めて、朝が来ると開ける。ただそれだけかもしれないが、夜を迎える覚悟と、朝を迎える喜びがある。カーテン越しの空の明るさや、夜になると揺らめく家々の明かりは、患者にとって「生きている」ことを敏感に感じさせるバイタルサインである。そして、そこには敏感に感じとる「時間」が存在する。

　「死にたい」とは思わないまでも、このまま意識を失ってしまいたい……。それでも昼間はまだ救われる……。面会人の声や病棟での何気ない会話、人々の行きかう音など、とて

も苦しい中にあっても、何かしら他者の存在によって自分の存在を認識できる。

　でも夜は違う。夜は誰も来ない。他者の存在を感じられない闇は、自己の存在が空虚なものとなる。どれくらい時間がたっただろうか……、昨今は時計の秒針の音さえも消された静かな病院。暗闇の中、独り、苦しさからの解放を願い、そのまま闇に吸い込まれてしまいそうになる。

　いや、むしろ吸い込まれることにより、主体を失った空虚な肉体を望んでいたのかもしれない。そう、まるで幽体離脱のように……。

「ダメダメ、神様！　どうか、早く朝にしてください」

　祈る気持ちで、孤独な痛みとの闘いが、闇の中で繰り広げられる。

患者はカーテンの開閉に何を感じるのか

　実は、入院後の3日間、私の病室のカーテンは開けられることはなかった。

　もしかしたら、煌々と明かりが注ぐ日当たりのよい病室であったため、痛みに苦しむ患者に気を遣って、「そっと静

かにして、少し明るさのトーンを落としたほうがよいのでは？」という配慮であったのかもしれない。その3日間の朝、看護師は誰1人、カーテンを開けなかった。

　でも、4日目の朝。その日は違った。1人のベテラン看護師が、カーテンを開けた。入院したのは7月。夏真っ盛りで、朝からギラギラと太陽が照りつけていた。

　「カーテン開けますよ〜。うわ〜〜、今日も暑くなりそうですね〜〜〜！」

　そう言いながら、7時前のラウンドで回ってきたその看護師は、容赦なく、何の躊躇もなく、カーテンを開けた。

　その瞬間、今まで薄暗かった病室に、初めて、朝の光が、そう、まるでバイタルサイン（生きている証拠）が注がれた気がした。

　「うわ！　眩しい！」

　一瞬目を伏せた。でも、その日の朝は、入院後、初めて「あ、朝だ……」っと闇から心地よく解放された「主体」が「朝」を感じていた。

　それまでは、時間の流れに対して「今、何時？　どれくらい時間がたった？」と、痛み止めが使えるか確認するため、早くこの苦しみから抜け出したい一心で時計の数字ばかり気になった。「時間」の流れというものに対して「経過時間」

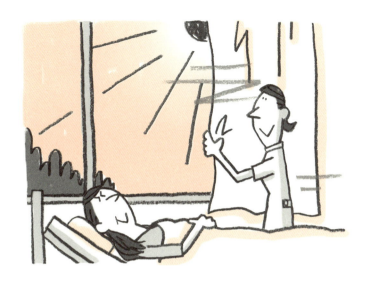

という尺度としての概念しかなかった。

　つまり、"朝"とか、"夜"とか、外部環境とは関わりを遮断し、生きている"自己"すら消したいという思いで"時間"に支配されていた。

　朝になるといつの間にか、夜勤の看護師から日勤の看護師に替わっている。「あ、看護師が替わっている、もうそんな時間か……」。強力な鎮痛剤により朦朧とした意識で、ただ「経過時間」だけが気になっていた。

　でもベテラン看護師の行動は、あらためて私に"朝"という新しい概念を感じさせてくれた。痛みは変わらない。しか

し、あと手術まで何日、何時間ということも含む"時間"とは、まるで異なる「主体」を認識させてくれる「温かい他者」としての"朝"という概念を、不思議な清々しさとともに感じさせてくれた。

確かに、何かに苦しんでいるとき、煌々と明るい中では刺激が強すぎる。だから少し光のトーンを落として落ち着けるように、という考えはまっとうな心遣いである。

しかし、薄暗い部屋でずっと痛みに苦しんでいる患者にとって、少なくとも、"朝"という概念を忘れるほど苦しんでいた私に、その看護師は、あらためて「夜明けの来ない夜はない」という希望を与えてくれた。

大袈裟に感じるかもしれないが、ヒトは精神内界がぐしゃぐしゃなとき、小さなことも大きく感じ、大きなことも小さく感じてしまうのだと、あらためて、患者となってみて学習することができた。

こんなこと、看護基準にも、看護手順にも書いていない。でも、その4日目の朝のベテラン看護師は、「まさに患者に寄り添う看護」を無意識のうちに展開してくれていた。

何気ない声かけとともに、一瞬の苦しさを忘れさせる自然光によるケア……。

カーテン1つ、そこに「看護」がある。

ベッドのままの移送で
感じたこと・考えたこと

　別の日はこんな「看護」も体験した。歩けないことはなかったが、強い鎮痛剤の影響と激痛、そしてまる5日間飲食していないことによる衰弱のため、独歩は難しく、車いすに移るのもままならなかった。そこで検査室に行くのは、ベッドのままであった。

　以前、ストレッチャーで移動したことはある。娘を産んだときも、息子を産んだときも、帝王切開だったので、そのときに確か乗った経験がある。

　1人目は陣痛も同時に来てしまい、薬剤による陣痛抑制が不可能となって緊急の手術であったため"痛み"はあった。

　2人目は予定の帝王切開であったため、「じゃあね〜、パパ。行ってきます〜」と普通に手を振って入っていった。

　つまり、1人目も、2人目も、私自身、出産の場合は母体のことよりもやはりおなかの子どものことを考えているためか、それともただ単に覚えていないだけなのか、寝たまま移動することは、そんなに不快でなかったような気がする。

　しかし、今回は明確に自分自身のことに精神が集中してい

る。基礎看護技術では「段差、カーブでは声をかけましょう」と習う。もちろん、その日の看護師も声かけをしてくれていた。しかし、まさか、寝たまま乗るエレベーターがこんなに気持ち悪いとは……！

　患者と共に医療者として立って乗るとき、ゆっくり昇降するエレベーターには、何かしらもどかしさを感じ、高速のエレベーターのほうがいいと思う。しかし、寝たまま乗るときには「低速がいい……」と感じた。何も食べていなかったが、口から胃の内容物が出てきそうだった。

　それから、カーブ。これもおそらく、その担当看護師としては適切に声かけをしながら、比較的ゆっくりとカーブを曲がってくれていたのだろう。しかし、寝ながらカーブするということが、これほど遠心力に耐えなければならないことかと思うほど、自分の身体が制御不能に陥ることを実感した。まるで全身の骨格筋が不随意筋になったかのようだった。

　さらに、段差。もちろん、看護師は声かけしてくれた。でも「**ガタってなりますよ〜**」と言われたのを受けて、「**よし！**」と心の準備をする前に、もう段差のところに来ており、ガタンっとなって、「ひ〜〜ィっ」と左腕に痛みが走った！

「もっと早く言ってよ〜」

　しかし、その看護師は、しかめ顔をした私に、いち早く気

づき、「あ、痛かったよね、ごめんね」と言ってくれたのでまだ救われた。

この"声かけのタイミング"、実に難しいものがある。もし自分がその看護師だったら、どのタイミングで言うのがよかったのだろうか？

痛みは変わらず、検査後もベッドで寝たまま帰ったが、不思議なことに、来た道を帰りながら、ベッド上では、そんなことを考えて、頭が看護師モードであったためか、行きと違って、帰りはあまりつらくはなかった。

観察力に基づく気配りが
すべての行為を"看護"につなげる

エレベーター・カーブ・段差……。何気ないことだが、痛みに苦しむ患者には、その1つひとつが苦痛となる。ということは、その1つひとつに「看護」がある。

それで、ちょっと思った！　もしも、病院の天井に鮮やかな青い空や雲、草原、木々……そんな美しい風景が描いてあったり、子どもだったら楽しくなるような情景が描いてあったりしたら、寝たまま移動する人に、どれほどの希望を与えてくれるだろうか……と。

Episode 7 「本質的なニードを満たす看護」を考える　71

でもたいていはどこまでも続く、無機質なクリーム色の冷たい天井……。

　たとえ天井がクリーム色ではなく、ピンクだろうが、オレンジだろうが、多分、そこに患者への心配りを感じるものがなければ、色だけ柔らかい色であっても、患者の心には空虚な冷たい一色の天井にしか見えない。

　そして、ここでもまた学んだ。

　よく「声かけをする」ということは学ぶが、その"タイミング"は物理的な条件やパターン化された行動様式としてではなく、患者1人ひとりとそのときの周囲の状況によって異なってくるのである。すなわち、その声かけの本質的なねらいは何か、何を相手に感じてもらいたいために声かけするのか、ということによって、その"タイミング"はまったく違うものになってくる。

　さらにもう1つ学んだ。

　よく病院の壁が温かな感じを与える色になっていたりするだけで、「わぁ素敵！　患者さんへの気配りができているな〜、うちの病院も白じゃなく、暖色系にしたらいいのにな〜」などと他病院の壁を見て、表象に捉われて感動してしまっていた自分がいた。

　しかし、そうではない。たとえそれが一般的に温かい色や

心が落ち着く色などとして心理的効果をねらった色づかいがしてあったとしても、それだけではなく、そこに患者のその瞬間の思いや感じ方を読み取ることができる観察力に基づいた「看護」がなければ、単なる施設側の自己満足としての「表象的な気配り、心配り」でしかない。

カーテンを開ける、声をかける、何気ない行動の中にも、患者は「看護」を求め、そしてプロの看護師は、そこに「本質的なニードを満たす看護」を展開する。

いやはや、患者役割から学ぶことは本当に尽きない。入院という貴重な学習の場によって、私はあらためてアンドロイドとなった意義を見いだす日々を送ることができているのである。

ナースの道標

**たとえ同じ行動をとっても
患者の本質的なニードが把握できていなければ
患者にとって空虚なケアでしかない**

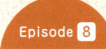

Episode 8

嘘くさいドラマにも
学ぶことはある
―― オペ前の家族との時間

ドラマと違う
オペ前の患者と家族

　今になって、もっとオペ室に入るときのことを覚えていればよかった……と思うが、とにかく痛みに苦しんでいたので、そんな余裕はない……。入室直前のことは、ごちゃごちゃしていて、ほとんど覚えていない。

　なぜ入室時のことをそんなに思い出そうとしているのか、というと、家族（夫）のある一言に、ハッとさせられたからである。

　「ドラマとかではさ、オペ室に入る前に、患者さんが苦し

んでいると、家族が駆け寄って、声かけして、安心させたりするシーンがあるじゃん！　でもさ〜、みっちゃん（私）のときには、ベッドがオペ室に入る直前で止まることさえなく、そのまま、ス〜ッて入っていったんだよね〜！　ま、大丈夫だとは思ったけど、案外、ドラマとかと違ってあっさりしたもんなんだね〜」

　あれ？　そうだったの？

　そのとき、私は患者役割真っ只中で、痛みに苦しんでいたから、そんなことはどうでもよいことであり、それよりも、早く痛みを何とかしてほしい、ただそれだけだった。だから、「これが最後かもしれない……」など、ドラマのように、手術室に入る前に悠長なことは言っていられなかったし、家族との会話の時間が欲しいなんてことに、まったく考えも及ばなかった。

「絶対に大丈夫」とは言えない医療の世界

　そこで、家族に聞いてみた。

　「手術室に入る前に、患者に声かけする一瞬って、やっぱりあったほうがいい？」

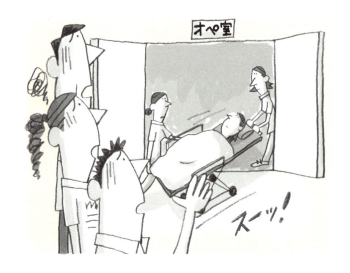

　すると、即答！
　「そりゃあそうだよ〜！　だって"万が一"ってことがあるわけでしょう？　あ〜、あのとき、なんで、声かけなかったんだろう……、なんて後悔したくないしね。今回だって、いくら最先端の医療が受けられる病院で信頼できる先生が手術してくれるといっても、そんなこととは関係なく"万が一"ってことがあるわけだし……」
　出た〜〜〜！　"万が一"！
　医療の世界では検査・手術をする場合、必ずインフォームド・コンセントを得ることが前提となっている。そのため

"万が一"という有害事象の説明時、「絶対に大丈夫」という言葉は、絶対に用いてはならないというルールがある。

たとえ、イマドキほとんど副作用もなく、成功ばかりしている手術であったとしても"万が一"という前提で、患者やその家族がドキッとするような有害事象のことも説明しなければならない。かくいう、私もそうだった。

手術説明時に主治医は言った。

「これまでに何千件も手術をしてきて、そんな状況になったことは一度もないけど、まったくないとは言えないしね」

この言葉を聞くと、主治医を信頼しているとか、していないとか、そういう次元の話ではなく、やはり一抹の不安を抱えたまま手術に臨むことになるわけである。「下半身麻痺」の可能性もゼロではないと考えると、明るく話す主治医につられて、明るく対応していた私でも一抹の不安、つまり「万が一」を感じざるを得なかった。ましてや家族（夫）は、まったく笑っていなかった……。

必要なのか、必要ないのか
オペ前の患者と家族の時間

人間、万に1つ……という情報に対して、いい情報には

「どうか、その万に1つが当たってください！」なんて願掛けするが、一方で、悪い情報には「どうか、その万に1つが当たりませんように！」などと、実に都合よく願掛けするものである。

手術室に入る患者の家族にとっても、"万が一"のことを考えると、患者が意識のある状況で入室するのであれば、やはり、ほんの少しでもいいから、ドラマみたいに「家族との時間を持つ」のは大事なことかもしれない。最後の会話になるかもしれないわけだし……。

たとえ、「まず間違いなく成功するだろう」と言われている手術であっても、実際には、何が起こるか手術が終わるまでわからない。医療が「不確実性」の上に成り立っている以上、「絶対に大丈夫」ということは保障できない。だとすれば、もう二度と会話できないかもしれない"万が一"を考え、一言でもいいから家族が声かけできる時間を設定することは、たとえ私のように痛みにかなり苦しんでいる患者であっても、本当はとても大切なことなのかもしれない。

しかし現場では、そんなことはわかってはいるが、それよりも実は別の配慮が優先されているような気がする。それは「患者のためにできるだけ早く苦痛をとってあげたい！」という医療者としての当然の患者に対する配慮である。

そうなると、ドラマのように、手を握ったり、会話をしたりなど、そんな時間は、より優先順位が低下し、「1秒でも早く入室させ、苦痛を除去してあげたい」という気持ちが優先される。そういう考え方も、とてもよくわかる……！

う〜〜！　どっちの気持ちもわかる〜〜〜！

*

苦しんでいる患者と別れを惜しむようなシーンに、どうも嘘くささを感じるのが"ドラマ"である。しかし、家族サイドだけでもなく、医療者サイドだけでもない、ニュートラルな第三者の立ち位置としての、そのシーンの大切さを、ドラマは、実は、率直に表現しているのかもしれない。

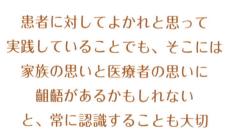

ナースの道標 8

患者に対してよかれと思って
実践していることでも、そこには
家族の思いと医療者の思いに
齟齬があるかもしれない
と、常に認識することも大切

オペ室に運ばれて……
――プロの"チーム医療"に感動

　Episode 8 ではオペ室に入る直前のときのことを「正直、本人はよく覚えていない」と書いた。ところが、不思議なことに、人間って本当にいい加減な、というか、繊細な、というか、ローマの政治家カエサルの格言でも有名だが、「人間はみな自分の見たいものしか見ようとしない」ようだ……。

　ということで、私が見たかった「オペ室の光景」は不思議と記憶に残っているものなのである（苦笑）。自分の看護師人生で未経験のオペ室だったためか、おそらく、ついつい自分が、無意識のうちに「見たい」と認識したのだろう。

痛みとの闘いは終わった……

　オペ室に入ると、そこでは見たこともない光景が広がって

いた。もちろん、学生を連れて見学には何度も入ったことはあるが、自分がオペ室の看護師になったことはないし、手伝いに行ったこともないし、ましてや出産以外の「手術を受ける患者」になったこともなかった。

オペ室では、特に誰かが誰かに指示している様子もない。彼らは、ひたすら、次々と私の体にいろいろなものをつけていく。しかし、ロボット的ではなく、そこに人間的温かさを感じるのが、実に不思議だった。

そのうち、いろいろなモニタリングの音が聞こえ始め、それぞれが周囲に聞こえるようにはっきりとその数値を声に出し始める。誰が誰に伝えているのか、まったくわからない無機質な声調であり、まるで360度の視覚とアンテナを持ったプロたちに囲まれているような緊張感がただよいつつも、不思議な安心感を感じる「無機質な複合体」を感じた。

そして、急に、人間くさい生の有機体としてのヒトの声が耳に入ってきた。

「中島さ〜ん、はい、点滴入れてるところがちょっと痛くなりますよ……」

うぎゃ？！　確かに一瞬、ものすごい血管痛があった。でも、その後の記憶はまったくない。

次の記憶はオペ室から退室するときに飛ぶ。麻酔医から

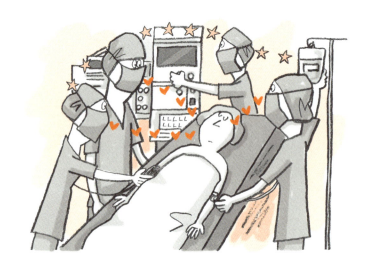

「終わったよ、大丈夫だよ、わかる？」と言われたときだ。

時間的な感覚はまったくわからなかったが、スタッフにも自分にも入室時のような無機質ささえ感じさせる緊張感はなかった。そして執刀医が、にっこり笑いながら清々しい表情で、さらに「今、何かオペしました」的なものもまったく感じない、いつものダンディな（私がよく存じ上げている先生なのである）穏やかな声で、「うまくいったよ。もう痛くないでしょ？」と話しかける。その隣で、手術を担当した看護師が大きくうなずいているのが視野に入る。

終わったんだ……。

あの痛みとの闘いは終わったんだ……。

嘘みたいだけど、ホントだった。オペ室に入るときには、あんなに痛みにもがき苦しんでいたのに、次に記憶が戻ったときには、まったく、その痛みはなかった。

ふっと、

「いや、でも、ホントに、まったくないとは言えないぞ……。きっと、麻酔が効いているから痛くないんだろう」

とも思ったが、結局、そんなことはなかった。

執刀医の清々しい穏やかな笑顔と看護師が大きなうなずく様は、私の網膜に色濃い残像となって、疑心暗鬼になっている弱気な患者に不思議な安堵感を広げていく。ホッとした。

さすがだ……。

"チーム医療"ってすごい!!

今、思い出してみても、オペ室に入り、記憶がなくなるまでのあのたった数分間は、鳥肌が立つほど素晴らしいチームワークであった。

みんなそれぞれの役割を「数秒」のロスもなく流れるように果たし、それぞれがバラバラに行動しているように見えて、すべて連携していたのである。

痛みで苦しむ中にも、あのとき、まるでテレビドラマの「これから看護学部を受験したい」と願う医療職にあこがれを抱く若者のように、素直に「かっこいい……」と思ったのを、今でもはっきり覚えている。

　医療は"チーム"である。オペ室のチーム医療の素晴らしさをほんの数分だったが私は実体験した。痛みで苦しい中だったが、数秒のロスもなく、チームが機能していることに、まだオペが始まってもいないのに、患者の立場として不思議な安堵感を覚えた。

　同じ病院のスタッフとしての立場で、このチームを誇りに思い、そして尊敬を覚えたことを、麻酔導入までの、あの数分間で感じることができたのは本当に素晴らしい患者と看護師の体験である。それが私の中で、入室直前のところはあまり覚えていないが、オペ室に入るやいなや明確に認識された時間となった理由なのだろう。

　「もしかしたら、患者（私）が病院関係者だから、そのオペということで、素晴らしいスタッフばかり選りすぐりして、だから、そんな素晴らしいチームワークだったのでは」

　と、うがった見方をする人がいるかもしれないが、そんなことはない。当時、私の所属していた病院には、正直、オペ室にはまだまだ豊富な人数はいなかったし、今回はオンコー

ル、つまり、予定外の手術なわけなので、決して万全の態勢というわけではない。ホントに、みんな素晴らしいスキルを持ったスタッフだからこそできる、あのチーム医療にいまさらであるが感動している。

そして、世界に誇る「腕」を持つその執刀医の「腕」を支えているのが、これらのオペに関わるすべてのチームメンバーであることも、あらためて認識した。

「医療は"チーム"である」ことを教えてくれた、あのオペ室スタッフの素晴らしさを知るには、たった数分のことしか記憶にないが、それだけで十分である。

感動を与えてこそ「プロ」である

数日後、麻酔科医、そしてオペ室の師長にその素晴らしさに感動したことをお礼とともに話すと、2人とも、同じようなことを、淡々とさらりと言った。

「患者さんの苦しい思いをできるだけ早くとるためには特別なことじゃない。いつものことです」と……。

これぞプロである。

NHKで放映されている「プロフェッショナル仕事の流儀」で、あるクリーニング界の神様と言われる男性が言っていた。

プロフェッショナルとは「満足までじゃ、プロじゃない。感動してもらって初めてプロと言える」と……。

　私は「患者役割」をして、あらためて、スタッフ1人ひとりがプロというすごさがわかった。

　「いい手術を受けた……」という満足だけでなく、鳥肌の立つ感動をした今回の手術。「満足は当然、感動を与えてこそプロである」という言葉そのものの体験であった。

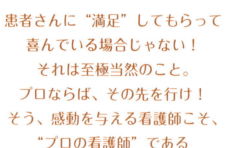

ナースの道標 9

患者さんに"満足"してもらって
喜んでいる場合じゃない！
それは至極当然のこと。
プロならば、その先を行け！
そう、感動を与える看護師こそ、
"プロの看護師"である

Episode 10

患者から得られた「情報」を生かせるかどうかは看護師次第

ミイラ取りがミイラになった親子3人の入院

　Episodeも10話めになった。ここで白状しよう。実は、私が入院したとき、いやはや、お恥ずかしい話、ミイラ取りがミイラになってしまったのである……。

　父は、数年来、間欠跛行と下肢のしびれなど、日常生活に支障が出るほどの神経症状が出現していた。また、父ほどではないが、母も同じように下肢のしびれを感じていた。そして、当時、私が所属していた病院グループには、世界トップレベルの脊椎脊髄外科医がいた。とても信頼できるダンディな医師であるため、私は両親を一度は診察を受けさせ、その

結果次第では、九州から東京に呼び寄せて手術をしようと覚悟していた。

　田舎では「腰椎の手術をすると、みんな車いすになって退院する」という変な噂がまことしやかに言われており、両親は躊躇していた。

　「いや、そんなことはないよ。うちの先生だったら大丈夫だよ！」っと両親を説得し、看病も「私がちゃんとする」という約束で、夏に思い切って両親を呼んで、診察してもらった。案の定、「手術適応」ということで、8月に両親揃って入院・手術が決まっていた。

　親を看病することがわかった段階で、私は外部の仕事をセーブし、引き受けても都内や近場ぐらいにした。例年なら8〜9月は、毎週のように出張が入るが、今回は「両親の看病」のために、めったに断ることのない私が仕事をお断りしたり、時期の変更をお願いしたりしていた。

　ところがなんと、親よりも真っ先に自分が手術を受けることになろうとは想像していなかった。まさに「ミイラ取りがミイラになる」とはこのことである。その結果、「ちゃんと親の介護をする」と覚悟して調整した仕事も、まるで自分のために断ったような状況となり、私の代わりに、家族が父母の分まで看病することになった。

「迷惑をかけて本当にごめん……」と思っている私をよそに、わが家の家族は「一家の主婦が入院した」という緊急事態にもかかわらず、まるで長期出張に行っているかのごとく、特に平常と変わらぬ日常生活を淡々と営みながら、プラス２人の高齢者の面倒も看てくれていた。

　「一家の主婦が入院した場合は、妻・母親としての存在感とありがたさをあらためて実感し、感謝したりする……」とよく聞くのであるが、わが家は、まったくその気配なし。実によくできた、というか、不思議な、というか、自律した家族である（苦笑）。

　さて、ということで、両親も脊椎系の手術であったため、なんと親子３人、同じ病院で同じ執刀医に手術を受け、同じ病棟に同じ時期に入院してしまったのである。あ〜なんともお恥ずかしい話である。

　世界的にも超有名なゴッドハンドである執刀医は、これまでに何千人もの手術をしてきた。しかし、その医師をして**「１週間に親子３人手術したのは生まれて初めてだ！　ギネスブックに載せてもいいくらいだね！」**と言わしめたのだから、やはりただ事ではなかったかもしれない。勧められたが、まさか、そんな不名誉なことをギネスブックに申請するわけにもいかない……（苦笑）。

娘には話せるのに
看護師には何も言わない

「なかなか、便が出なくて、苦しくて吐き気がしてごはんも食べられない……」

術後、創痛もあるのか、食欲がダウンしていた母。「便が出ない」ことをとても心配していた。「年寄りの繰り言とはこのことか」と納得するくらいに、娘の顔を見るたびに「便が出ない、便が出ない」と訴えてくる。一度気になったら、ずっと気になるらしい。

母は高血圧の内服治療もしている。確かに、血圧が高い患者に怒責をさせるのはよくないし、腰椎の術後でまだ創痛があり、行動もままならない患者であることを鑑みれば、排便できないことは命に直接かかわらないかもしれないが、確実に不快感の多くを占めている。話せば普通にわかることであるが、それをなぜか患者は、家族には話すが看護師には話さないようである。

あとでわかったのだが、患者というものは、訊かれたことは話すが、訊かれていないことは「(医療者は)忙しいだろうから……」と話さないのである。それでも本人は気になる。

母より先に手術を受け、まだ頸椎コルセットをしている同じ患者同士でありながら、私に向かって、どうしたらよいかといろいろ相談してくる。見た目は頸椎術後の患者である私だが、中身は看護師だから仕方ない。しかし相談されると、私も看護師のスイッチが入り、アセスメントを始める。

　「便が出ない、出ない」と言っている母だが、全く出ないわけではなく、「鹿の糞」程度なら出ると言うので、腸蠕動音を聴いてみた。看護師はMy聴診器を持っている。しかし、今、私は患者である。でも、なぜか持っている……（苦笑）。そして、自分で自分の呼吸音をこっそり聴いたりしていた。その聴診器が母の腸蠕動音の確認にも役立った。

　他の情報としては、水分摂取量は問題ない。たしかに摂取量は少ないが、決して水分不足でもない。食事量が少なくても排便はある。でも、創痛で動かないし、動けない。それなので、一度、便のことを考え出したら、少しでも出そうと妙に力んだりする。

　う〜ん、どうしたものか……。

　ひとしきりアセスメントを終えた私は、実践に移っていった。母がボ〜っとベッドで横になっいるとき、「腹部マッサージをしてはどうか？」と提案してみた。そして、上行結腸・横行結腸・下行結腸のことや、体位と排ガスの関係など

の説明とともに、実際に腹部マッサージを伝授してみた。便秘には「腰部罨法」という手もあるが、さすがに術後すぐであったため「それは違うな」と判断して断念した。

　母に「自分でもやってみて！」と言いながら、腹部マッサージを一緒にやってみた。でも、現実は甘くなかった。なかなか「鹿」から脱出できない。

　日に日に食欲は落ちていく。腹部膨満感も訴えるようになった。しかし、娘である私にだけ訴える。苦しくなっているのに、母は状況を看護師には言っていないようである。

看護師に話せばすべて医師に伝わる？

　ん……はてさて、じゃ、そろそろ薬の出番かな？

　実は、私は「薬なんて大っ嫌い」なのである。そもそも、看護師でありながら「**薬を内服することは作用と毒を天秤にかけているようなものだ**」という学生時代の薬理学の先生の話をまじめに信じており、仕事中には、そんなこと決して患者には言わないが、家族や自分に対しては「**できるだけ薬に頼らないような生き方をしたほうがよい**」と言っているし、実行している。

そのため、すぐに緩下剤に頼ることは考えなかったが、術後に内服していた薬の副作用で便秘ということもあり得るし、本人の不快感も強くなってきているし、ということで、ある日、とうとう「お薬の力をちょっと借りたほうがいいかも」と母に話した。母は「おなかがぐるっぐる鳴ったりして傷が痛いのに、トイレに何度も行くのはやだ〜〜」と言う。そこで、私は「緩下剤にはいろいろあって、便自体を柔らかくする薬もあるから、それ、看護師さんに話してみたらどうかな？」と suggest！　そして、その会話の中で、訊いてびっくり！　母が今まで看護師には、便のことは何も言っていなかったことが判明したのである。

　母によると看護師が「便は出ていますか？」と聞いてきたから「はい、出ています」と答えていたそうである。しかも、看護師はそれ以上何も訊かずに、数字の「1」をメモしているというのである。確かに、たとえそれが「鹿の糞」のような便であっても、患者というものはそう訊かれたら、「はい」と答えるだろうな〜。そして、それ以上訊かれなくて、いかにも回数だけを記録したい行動を見せる看護師には、患者はそれ以上話す気にはならないのであろう。

　そんな患者の1人でもある母は「たかが便ごときで忙しい看護師さんに言うのはちょっとね……」と遠慮するらしく、

看護師には「鹿の糞」の件は何も言っていなかったようである。そこで私は「主治医の先生はいつ来るかわからないから、やっぱり便のこと、ちゃんと出ているけど、鹿の糞だと看護師に伝えてみたほうがいいよ」と言い、母の自己申告に委ねることとした。

果たして、母はその夜、「便は出ているが、すっきりしない」と看護師に話したという。すると、その看護師、
「なるほど……。まぁね〜たしかに、そんなに量的にも食べていらっしゃらないから、そういうこともあるかもしれませんね。今のところ、毎日は出ているんですね？」
と言っていたそうである。

案の定、その後、緩下剤系の薬が増えることはなく、1日、2日と日が過ぎていき、母は相変わらず、「便が出にくい、鹿の糞のような便しか出ない……」と、患者役割の私には嘆いていた。食事の摂取量もさらに落ちてきた。そこで「出るのは鹿の糞みたいなことを主治医に話したのかどうか、ってことも看護師にちゃんと確認した？」と母に聞くと、母はキョトンとしている。

患者とは「ちょっと話したことでも、看護師に言えば、すべて医師に伝わっている」と思っているようである。母も「だって看護師さんに話したら、主治医の先生に言

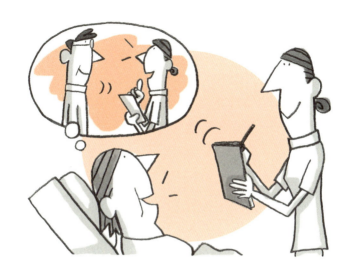

ってくれてるでしょう？」と言うのである。

　なるほど……。確かに、看護師に話したことはあっただろうが、そのときの看護師とのやりとりからすると、とりあえず回数的には、毎日出ているわけなので、便秘とは捉えておらず、あるいはたとえ看護師が「鹿の糞みたいに硬い便」ということを認識し、記録に残していても、そこまで医師は見ることはしないだろう。

　ということは、看護師が直接、主治医に患者の苦しい状態を伝えるか、患者自身が伝えるか、どちらかしかないのだが、患者というものは、看護師に話したことは、すべて主治医に

「伝えてくれているだろう」「伝わっているだろう」と思っているらしい。

看護師に求められる情報共有の必要性を認識する力

ん……。たしかに……

「看護師に話した＝主治医に伝わる」？

いや、現実は、疾病の回復過程で「必要」な情報はもちろん報告するだろうが、「必要」かどうか判断するのは、看護師個人のアセスメントによるところが大きい。

そのため、その看護師が「情報共有の必要性」を認識していなければ、情報共有をされないまま時が過ぎることって結構ある。

母のケースは、「高血圧の薬を内服」「腰椎の術後、創痛もあり、体動も少ない」「食欲が低下している」「薬の副作用の可能性」「本人に不快感（腹部膨満感）がある」ということを考えると、回数的には出ていても、不問になることはないはずだが……。

もし、主治医の耳に入っていれば、腸蠕動に問題なく、水分出納も問題ないということで、おそらく便自体を軟らかく

する薬が出てもよいような気がするが……？？？

　それがないということは、母の伝え方か、看護師のアセスメント力の問題か、主治医が忘れているのか？　でも主治医が処方を聞いて忘れていたら、それを確認するのも看護師の役割のはず……。

　それでも、患者は「伝わっている」と思い、じっと待っている。特に、高齢者は「**忙しい看護師さんに何回も言うのは申し訳ない……**」という気持ちと「**"便"のことは直接言うようなことではない**」と思い込んでいる節もある。実際、私の母もたかが便のこと、命にはかかわらないと思っているようで「**便のことでいちいち、何度も何度も看護師さんに言うのもね……**」と言っている。

　「**おやおや、だとすると私の母への教育不足か？**」と反省しながらも、私の診察に来た主治医（母の主治医でもある）に、「実は母のことですが……」と「鹿の糞」のことを確認すると、案の定、主治医の耳には入っていなかった……。

　主治医は、そのことを聞いているのに忘れていたら、「**ああ、ぼくが忘れてた、ごめん、ごめん**」とすぐに言ってくださる正直な方だ。やはり、看護師から主治医に伝わっていなかったようである。そして、私が確認したその夜から、母の薬が1つ増えた……。

患者の周辺で起こっている不具合を
科学者の目で確認すること

　看護師に言っても主治医に伝わらない……それならば、患者は、同じことを看護師にも主治医にも話さなければならない。年寄りの繰り言のように何回も話すことを厭わないのであればいいが、前述したように、患者は、その疾病に直接かかわるようなことは医師に話すが、その周辺で起こっている不具合については看護師に話す傾向がある。このことをあらためて、母の実態から学んだ。

　しかし、それだけではなく、今回は、ちょっと腑に落ちない部分もある。看護師の排便に関する訊き方である。便が出ているか出ていないかだけの確認だから、今回のようなことが起きてしまう。

　自分が電子カルテに入力する情報収集が目的となり、便の回数を確認するという「作業」を展開しているロボット看護師ならいざ知らず、ここはやはり国家資格を持った科学者としてのプロでしょ！　回数だけでなく、量・性状の他、不具合はないか確認することが必要である。

　でも、それができていなかったと考えられる本事例。ある

いは「鹿の糞」を想像できないのかもしれない。もっと悪く考えると、「鹿の糞」という情報を知りながらもアセスメントを誤り、「主治医に報告する必要がない」と判断してしまったとも考えられる。そうなると、アセスメントできない看護師に何度訴えても、何も状況は変わらない。それでは患者の訴えが徒労に終わる。それではダメ。看護師に「あたり・はずれ」があるのは、患者にとっていい迷惑である。

　主治医の耳に入り、その夜から緩下剤が処方された翌日には「鹿の糞」地獄から解放された母。実に清々した表情で、「もう、それさっきも聞いたよ〜〜(>.<)」というくらいに「今度は、バナナみたいな便だった」と、私に報告してくるのであった（苦笑）。

　患者の期待と看護師の行動との交錯……。患者の訴えを最も近くで聴けるのは看護師である。でも、その訴えを適切にアセスメントし、情報として共有できているのとできていないのとでは、患者の苦しみへのケアは異なってくる。

　それでも、患者は「待つ」。苦しくても、苦しくても、看護師に言ったら、主治医に伝わっているだろう、と思い込み、ひたすら患者は「待つ」のである。

　いやはや、たかが「便」、されど「便」。母のケースは、まさに「便」から学んだ患者の行動パターンだった。現場って、

ホントに面白いものである。

ナースの道標 10

疾患に直接関わると認識できることは医師に話し、
そうでないことは家族か看護師に話す患者。
看護師に話したら医師と情報共有していると思い、
その結果をひたすら待つ。
だとすると、その情報を生かすも殺すも
看護師次第である

気の利いた励ましの文言よりも、つながることで頑張れる！

患者は孤独な存在

　患者は、とにかく、待つ、待つ、待つ……。Episode 10では、患者と医療者との認識の違いについてお伝えしたところであるが、実は、患者は自身も気がつかないところで、何事にも、とても頑張っているのである。これは自分が「患者」になったから、自分をひいき目に見ている、というのではない。患者は、日々、とても孤独な闘いを続けている。見えない「自分」という敵と……。

　もちろん、医療者の応援や家族の応援もある。時には、薬の応援もあるし、リハビリテーション器具の応援もある。とにかく、いろんな周囲の応援はあるが、あくまでも、闘うの

は本人しかないのである。

　人間は、不随意筋で行動しているのではない。自分の行動は、すべて随意筋で動いている……。だからこそ、その孤独な闘いを応援してくれる周囲の励ましは、当たり前の言葉かけでも、そうでなくても、とても励みになり得るのである。そして、それは「孤独な闘いへのエネルギー源にもなる」と私は思っている。

誰もいない自宅で始まったリハビリ

　私が入院する１年前の夏は、亡き義父の一周忌だった。義父には結婚する前から、実娘のようにかわいがってもらった。まだまだ生きていてもらいたかった……。しかし突然の死だった。私が悲しむ以上につらかったのは夫だろう。

　そんな義父の三周忌に、私はもちろん帰省するつもりであった。手術も無事終了し、あとはリハビリを頑張るだけ。特に飛行機に乗ることが禁止されているわけでもない。しかし、時期が悪い。羽田空港が超混雑するお盆と重なる上に、術後まだ１カ月もたっていなかった。

　そのため、身体を支えている頸椎に、離発着時に負荷がかかる飛行機での移動のことを、本人以上に夫や子どもたちが

心配した。

「まだ、ママは行かないほうがいいよ」と家族が言う。

ホントなら、家族と一緒にお盆を過ごしているはずであったが、私を残し、夫は子どもたちを連れて帰省することとなった。その気遣いに感謝しながらも、家族のいない孤独な日々が、「患者の孤独さ」をあらためて感じさせることとなったのである。

家族は混雑する羽田空港から九州へと旅立ち、私はひとり自宅に残された。子どもたちからは、メールでしばしば楽しげな帰省中の様子が送られてくる。

でも、家には誰もいない。自宅で1人、リハビリとの闘いが始まる。痛いとか、きついとか、そういうphysicalなことは、まだ1人でも何とか頑張れるものである。あの術前の、生きたまま腕を引きちぎられるような激痛に比べたら、この痛みなんて……と比較するものがあると乗り越えられる。

時々、「お産の痛みに比べたら……」と言う人がいる。私は、2人とも帝王切開で産んだため、あの子宮口10cm開大、子宮の収縮の最中、児が産道を通ってくる、その死にそうな痛みというものは経験がない。だから「人生の中で一番の痛み」は、やはり術前のあの激痛である。

しかし、リハビリは、しても、しても、1人だと「改善し

ている」という実感が何もない。これが病院のリハビリ室であれば、「お〜、今日は昨日よりも握力が0.2キロ増えていますよ〜！」などと他者からの評価をもらえるので、自分ではわからなくとも、素直に「そっか〜！　昨日よりも少しよくなっているんだ！」と思えてくる。

　一方、自宅で孤独にリハビリをしていても、誰も、何にも評価しない。とにかくよくなっているのか、いないのか先の見通しが立たない状況なのである。いわゆる「不安」の定義そのものの状態である。先の見通しの立たないことに対する精神的な揺らぎという不安は、自分の身体とはいえ、内なる筋肉や神経たちとの闘いに対して猛威を振るい、時に、「ホントにこれをやってて、よくなるんかな……」っと、弱気な怠け心が湧き上がってくる。

リハビリをする患者の地道な苦しみ

　リハビリはphysicalなつらさよりも、地道な地味〜なmentalな部分との闘いが、実は一番、つらいのである。

　あるいは、別に評価をするわけでもないが、家族がいると、自分以外の存在があるだけで、不思議とそんなことを感じる

ことはなかった。しかし、1人だと、自分の神経がすべて自分に向けられるためか、やたらと、実感のないことをしている感じがして、怠け心がむくむくと湧き上がってくるものなのである。

　それでも、今、考えると、孤独といっても家族と離れているのは、ほんの1週間ほど。そして、主治医やPT、OTからは「1カ月くらいは、続けてくださいね」と案外、その目途も短い。だから、見えない敵との闘いもたいした期間ではない。そう思ったとき、心が痛くなった……。

　「これが数カ月も続く患者さんだったら……」と。

　そして、思った。自分は看護師として、今までなんといい加減な言葉かけをしていたのだろう……と。

　これまで、「**数カ月もリハビリをすればよくなりますよ**」という軽い言葉をかけたことが過去に数回あると記憶している。しかし、患者にとっては、長い長〜い数カ月の始まりである。ましてや独居の方に「**リハビリに来られているとき以外のご自宅でも、ちゃんとリハビリされていますか？**」なんて、あまりにも当たり前のように訊いてしまっていた。

　独居の患者は、自宅で1人である。「他者の存在」は誰もなく、自分自身がその怠け心と闘いながらリハビリをしなければならない。

Episode 11　気の利いた励ましの文言よりも、つながることで頑張れる！

その地道な苦しみを今までの自分は、あ～物事の本質的な深みまでを考えることなく、口走ってきてしまった……。本当にごめんなさい……。

　患者役割を担って、あらためてわかる孤独なリハビリとの闘い。「数カ月……」と、口で言うのはたやすい。されど、毎日、毎日、黙々としなければならない。たかが、数カ月。されど数カ月……。

人との「つながり」が患者への応援に

　私もそうであった。誰もいないトレーニングルームと化したリビングで、もちろん、BGMはかけてはいるが、1人でリハビリしていると弱い心が出てくる。

　「別にこんなことしなくても、左上肢筋力低下もたいしたことないし、しびれだって、今のところADLに支障はない。パソコンのキーボードも打てるし、口も動くから、仕事もできる。じゃ、1日くらいリハビリをしなくてもたいして悪くもならないだろう……」

　しかし、その一方で自分を奮い立たせる。

　「いやいや、術前に神経を圧迫していた分、目に見えない

ところが弱っているんだし、術後は普段の生活よりも、筋肉も使ってないんだから、サルコペニアになっちゃうぞ！」

見たこともない自分の筋力を取り戻すために、自分との闘いの日々。あと、2週間続ければ、本当に元に戻るのか……。

それでも、そんな不安に対しては、誰かの評価や、他者の存在があるだけで頑張れるものである。そして、実は、物理的に、そこに他者が存在しなくても、何気ないメールがものすごい励ましのメールにも感じるし、まったくリハビリの話題ではない別の内容の電話でも、なんだかリハビリをやる気にさせてしまうから不思議である。

そこに物体として存在していなくても、メールや電話でつながるだけで、他者とつながっている自己の存在を、あらためて感じるのかもしれない。

子どもたちからの帰省中の何気ない日常のメールでさえ、まるで「ママ頑張れ！」と言っているように感じてしまう。人間とは何と自己中心的な生き物なのであろうか。「都合のよい解釈」とは、このことである（苦笑）。

リハビリは孤独だ。頑張るのは本人でしかない。だからこそ周囲で支えることはできる。たとえ、それが物理的に、そこに存在する他者でなくとも、何かで「つながる」だけで、異空間からの励ましが、まるで同じ空間からの励ましと同じ

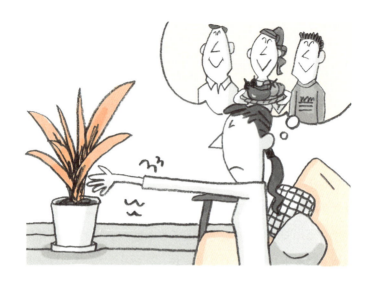

効力を発揮する。

　"励まし"というと、「なんて声をかけようか」なんて考えたりするかもしれない。でもそんなことは考えすぎ。患者は、決して"文言"を望んでいるのではないからである。気の利いた文言で励まさなくてもいい。時に、同じ空気を吸いに行くだけでもいいし、何気なく、電話をかけるだけでもいい。

　「声かけをする」というのは、患者が他者の存在から、初めて自己を認識し、他者とつながっていると認識してもらうことなのである。人と人とのつながり自体が、すでに"応援"になっていることをあらためて学んだ。

家族や周囲の励ましのありがたみを味わえる喜びだけでなく、「つながっている」ということだけでも、患者への応援になると発見し、あらためて看護を学ぶ機会となった。

"怠け者スイッチ"が "やる気スイッチ"に変化する

　お盆に1人取り残され、孤独ゆえに怠け心と闘っている私にとって、家族からのメールや電話は、たとえ、その文言が応援などではなかったとしても、それが起爆剤となり、また奮起して頑張ることができることを発見した。「人とつながっている」という認識が私の怠け者スイッチを"やる気スイッチ"に変えてくれたのである。

　"文言"の重み、そして"つながり"の重み。看護行動の"声かけ"や、家族に「声かけをしてあげてくださいね」なんて伝えたりしていたが、実は、今までは本質的な意味を理解していないまま言っていた自分が恥ずかしい。まさに猛省する自分がそこにいた。

　「トマト、すごかったよ〜〜！　鈴なり！　ナスもね。もう食べきれんくらい、いっぱい、なっとった！！」

　子どもたちからの電話には、特に「ママ、リハビリ頑張っ

て」などという"文言"はない。それでも
「よっしゃ〜〜！　午後のリハビリの時間だ〜〜！」
と奮起する私が、そこにいるのである。

　あ、ちなみに、トマトは、私の大好物である……！

ナースの道標 11

「励ましの声かけ」に必要なのは、
気の利いた"文言"ではない。
他者の存在は「自己の存在」を認識させる。
人と人との「つながり」は
それだけで応援になる

アポトーシスと音楽療法

　2013年7月17日の夜中。人生の中でお産のときよりも、何と比べても、ありえないくらいの、左肩から左腕全体に広がる激痛と闘っていた。「救急車を呼ぼうか……」とも思ったが、看護師とは因果なものである。

　「単なる肩こりだったら笑い者になるかも……」「私がここで救急車を呼んだら、仮眠しようとしている救急隊の人を起こしちゃうかな〜。救急隊員にも申し訳ないしな……」など、余計なことを考えてしまうのである。

　「じゃ、大した痛みではなかったのね」と思うかもしれないが、全然そうではない。激痛に耐え、じっとベッドで横になって寝ていることができず、「腕全体を冷やしたい」という本能がそうさせたのか、リビングの床を転がっていた。

　あれから1年以上も経ち、"アンドロイド"になってから

は（4ページ「プロローグ」参照）、もう4回も誕生日を迎えている。あ〜、あらためて、医学というのはすごいが、もっとすごいのは……、やはり「人間」である。

「痛み」の記憶と「歯がゆさ」の経験

　人間とは実によくできている。そう、あの痛み、絶対に忘れないだろうと思うくらいの人生で初めての痛みであったはずなのに、実を言うと、もう、たったの術後1カ月のときから、思い出そうとしても、私の脳細胞は確実にアポトーシスの機能が働いていたのである……。

　ましてや、5年近く経った今では、

「生きたまま腕を引きちぎられ、踏みつぶされるような痛みであった」

という、表現型の記憶はあるのだが、実際の痛みは、どうしても思い出せない。ただ、明確に思い出されることは、二度と経験したくない痛みという「恐怖感」だけである。

　もちろん、お産のときも1人目のときには陣痛と子宮口8cmまで開大の痛みと緊急の帝王切開とが重なり、いわゆる「中途半端に苦しむ」痛みがあったが、お産の痛みには恐怖

感はない。痛かったという記憶はあるが、恐怖感はまったく思い出されることがないのは、やはりある種の女性の遺伝子が為せる業なのだろうか。実に神秘的である。

　あれから、いろいろ考える時間がある。今は時間があれば、ついついパソコンに向かっている。でも、術後、主治医から言われたことは、「**パソコンは1日、まず1時間、そして休憩して、また1時間。休憩を入れること**」というサイクルにすることであった。

　術後しばらくは、優等生の患者役割を遂行し、「1時間までしかパソコンはダメ」という決まりをしっかり守ることができていたが、それではかなりブラインドタッチで打ったとしても、術後の左手指の巧緻性低下も相まって、なかなかこれまでとは異なり、やはりスピードが出ない。ゆえに、ついつい、ここまで、ここまで……と延長し、術後1年くらいたったときには、術前と同じくらいに、1日6時間くらいパソコンに向かってしまうことがあった。さすがに術前のちょうど多重業務が重なったときの10時間も12時間も、ということはなくなったが……。

　思い出してみると、術後1カ月くらいのころが一番、歯がゆい思いをしていた。

　左手指の巧緻性低下がまだ如実にあり、今でこそ握力が

20kg以上になったが、当時はまだ回復していなかった。

「まだまだだ……」

そう感じながら、優等生の患者役割を演じるとともに、看護師としての自分が、自分自身を左腕のリハビリに向かわせていた。だから、毎日欠かさず続けていた。

それでも、苛立ちや不安は、すぐにムクムクと成長してくる。そんな中、腐らず、焦らず、リハビリを続けられたのは「音楽さまさま」であった。

信じていなかった「音楽療法」の効果を実感する

人間って、そのときの心理的変化で聴きたくなる音楽が違うから、これもまた不思議である。

ごめんなさい……、この際なので、正直に、カミングアウトする……。実は今まで、音楽療法のことを「気の持ちようだろう」と、あまりその成果に期待などしていなかったし、身近なところで音楽療法の成果を見たこともなかった。

でも、入院前に、一晩中それを聴くことで、痛みを若干和らげることができた曲もあったし、入院のためにいろいろと仕事をキャンセルしてしまっている自分が情けなく、自責の

念で苛まれていたとき、その心を元気づけてくれる曲もあったのは確かである。

　また、もともと、音楽をこよなく愛する夫は、毎月、新しい曲を自分なりに洗練し、「マイアルバム」をつくり、音楽のない生活なんて考えられないくらいに音楽が好きである。もちろん私自身も音楽は好きだし、わが家は、娘も、息子も、自分の部屋に音にこだわったミニコンポを持っているくらい音楽は好きである。そんな家族が、入院してすぐに持ってきてくれたのも、これまた驚きと感動の CD であった。

　つまり、家族は私自身が「聴きそうな」、そして私自身に「効きそうな」、そんな音楽を見抜いていたのである。その choice には、目に見えない家族の何気ない「深いつながりと家族の理解」を感じ、苦しみの中にもとても愛を感じた。そして、あらためてそれらの音楽に触れながら、「確かに、音楽療法は効果がある」と実感したのであった。

　入院中に痛みと闘っているときに一晩中聴いた曲を聴き直すことがある。すると、痛み自体は思い出せないが、不思議と心が落ち着いてくる……。

　なぜだろうか？　確かに痛みから気を紛らわせてくれたその音楽は、苦しみを思い出させてもいいはずだが、そんなことはまったくない。これも、アポトーシスのおかげなのだろ

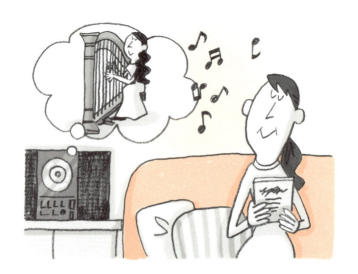

うか……。

音楽が「勇気」と「癒し」を与えてくれた

　音楽の中でも、この音楽！　名古屋出身のラッパーであるSEAMOの曲「Continue」はよく聴いた。
シーモ

　自分を信じてリハビリを続けた術後1カ月ころは一番、現状から逃げ出したい時期でもあった。そんなときは「Continue」を聴き、

「やめたら終わりなんだよね」

「どんな夢でもかなえる魔法　それは続けること」
と勇気づけられた。

　一方、術後、これまであまり聴かなかったハープの曲もよく聴くようになった。私は趣味でチェロを弾いている。だから弦楽器の曲はたいてい好きなのだが、ハープは今まであまり聴いていなかった。今回、ハープの曲を聴くようになって、「今までは気持ち的にゆったりとできていなかったからかな〜」なんて感じたりもした。

　好みの変化、というよりも、心のありようの変化なのだろうか？　じっくりと聴ける時間のありがたさにも、術後あらためて感謝しながら、「生き方」そのものを再度、問う機会を与えてくれた患者役割でもあったのだろう。あらためて患者役割を体験したことに感謝している。

　音楽って、ホントに、ホンットに、いい！

ナースの道標 12

その人その人によって
効くものと効かないものは異なるが
侮るなかれ！　音楽療法！

とりあえず、「患者役割」仮の卒業

不確実性をはらんでいる"医療"

　入院をして、私は「患者役割」を担った。Episode 12までに、いろいろ書いてきたが、まだまだ「患者役割」について書きたいことはたくさんある。

　例えば、あれだけ入院時に時間をかけて立てる「看護計画」のEP（教育・指導計画）に関することや、プライバシーのこと、外来とのつながりのことや、看護必要度のこと、などなど、たくさんたくさんある。それでも、私は凡庸な力量しかなく、このまま元気でいられる確証もない。だから、連載当時は次のように書いていた。

　「看護師という国家資格を持った1人の人間が患者役割に

なったら──ということで皆さんにお伝えすることもあろうかと思うが、その機会は、あるかもしれないし、ないかもしれない」

そう、ここで、この「あるかもしれないし、ないかもしれない」という表現は、まさに私にも当てはまる。元気な様相も術後だけで、その先は再発して苦しんでいるかもしれないからだ。これこそ、まさに不確実性をはらんでいる"医療"そのものでもある。

普段から、そんな現象に関わることを生業としている看護師であるはずなのに、自分が患者となると、これがまた別で、確実性を求めてしまう。

「もう生身の人間じゃないの？」

術後、初めてのMRI……。もちろん、手術が成功していることは確信していた。それでも万が一……ということもあるかもしれない。チタンという人工物が入った"アンドロイド中島"に変身してしまっている以上、私はもう、今後に起こる現象を「他者の出来事」として体験することはできない。当事者なのである。

あらためて、「アンドロイド中島になったんだ……」と思

ったのは、実は、この術後初めてのMRIのときであった。

　今のご時世、1.5テスラMRIよりも、3テスラ、3テスラよりも5テスラ、というように磁場の強度が上がれば上がるほど鮮明に画像として確認することができるのは周知の事実である。

　であれば当然、「もしかしたら再発しているかもしれない」不安や「手術は本当にうまくいっているのだろうか」という確認をするまで拭い去れない本能的ともいえる不安というものを払拭するためにも、当然、その入院した病院に1.5テスラと3テスラがあれば、3テスラで検査するであろう、と思っていた。

　しかし、現実は、そうではなかった……。

　検査室に行ったとき、何の前触れもなく、ルーティンワークをこなすかのように、「チタンが入っているので、今日は1.5のほうでしますから」と説明する受付の方に思わず「え？」っと聞き返してしまった。

　「……チタンが入っているので"今日は"って、そんなもん、出したり入れたりするわけないやん！　ずっと入れとるやんか？？　ってことは、もう一生、1.5テスラまでしか受けられない、ってこと？？？？……」

　そして、初めてそこで、自分が、もう生身の人間ではない、

アンドロイドになった気がしたのである。そっか……。

しかし、検査室のイケメンのお兄さんは、そんなにショックを受けていることなどつゆ知らず、単なる聞き取りにくい人が再度聞いてきたときと同じような反応で、少し、ゆっくりめに、そして、さっきよりも大きな声で

「中島さんは首にチタンっていう金属が入っているので、今日は、その金属に影響のないほうのMRIで検査しますね」

と、実に優しく、ご丁寧に、しかし、またもや「今日は」と言ってくる。

「……あのー、それは聞こえてるんですけど……。そんな問題じゃなく、もう一生、1.5テスラ止まりかってことを聞きたいんや？？！……」

と、心の中では叫んでいるが、「万が一」の不安を早く払拭したいあまりに、普通に「あ、はい、わかりました」と答えている自分。

心の声と行動がずれていることに違和感を覚えながらも、行動は優先順位の高い「不安解決」に向けて動いている。

さて、検査が始まった……。

いやいやいや、3テスラでも、Episode 6でお伝えしたように、死ぬような思いをしたが、1.5テスラでも、こんなに騒音鳴り響く工事現場のような音なのか！　これじゃ心拍数

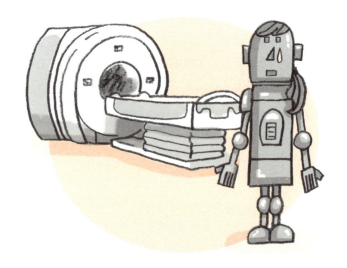

も上がるわな？？　と不快な音に全身包まれながら、術前の3テスラのあの苦しさが、やけに「まだまし」と、感じてしまう身勝手な患者心理。

　ただ、検査を受けながら感じたことは、工事現場で働いている人って、本当に大変だな〜とか、パチンコ店やゲームセンターなどの騒音の中で仕事している人もきっとこんな感じなのかな？　ご苦労さんやな〜と、検査自体の苦しさなどは、まったく感じることなく、他職種の方に思いをはせている余裕があった。

「患者役割」卒業！？

　ものすごい騒音の中から、静寂の世界に戻ったとき、今度は、また、アンドロイドの再認識と結果に対する不安とが交錯し、患者としての「あるかもしれないし、ないかもしれないし……」という不確実性の医療の渦に苛まれることとなったのである。結果を聞くまでは……。

　結果的には、1.5テスラとはいえ、はっきりと再ヘルニアがないこと、そして、他の何も新たなイベントがないことも画像で確認でき、主治医からにっこりと「**これで、ひとまず、卒業ですね！**」と言われ、そのときに本当の意味でホッとすることができた。

　患者というものは「大丈夫」と思いたい一心であり、そう思っておきながらも、一方では目で画像を確かめ、主治医に太鼓判を押されて、初めて「よし、大丈夫……」と、そこで確信できるものがある。

　自分自身の体の中までは見えない。だから、看護師なのに恥ずかしい話だが、主治医に太鼓判を押されて、やっとホッとするのである。が、脳にはクッキリと「もう、生身の人間ではない」ことが刻み込まれていた。既に短期記憶の海馬で

はなく、確実に長期記憶の大脳に刻まれていた。

そして、主治医の言葉にはもちろん、その続きがあった。

「でも、卒業だからって、油断はダメですよ。しっかりと休みをとるようにして、仕事しすぎないようにね。重たいものを持ったり、根詰めてパソコン仕事をしたりしたら、今度は、別のところまで悪くしちゃいますよ」

と釘を刺された。

お見事！　さすが、主治医。よく見抜いていらっしゃる。退院し、これまでと同じ環境に戻ったときの私をちゃんと「想像」し、退院時指導をしてくださっているのである。この「想像」する力こそ、医療者として大切な能力でもある。

冒頭で「もっともっと書きたいこともあるが……」なんて述べたが、実はこの退院指導に関しての「想像」する力の欠落を感じざるを得ない看護師の発言にびっくりしたエピソードもあったのである。しかし、首のためにも、そろそろパソコンから離れなければ……。

主治医から、そんな退院指導を受けた私としては、こういう場合、患者役割としては「はい！」と答えるしかないのであるが……（苦笑）。

ま、刺された釘はしばらく抜かずに、大事にそのままにしておき、徐々に、徐々に、抜いていこう……と思ってから、

もう既に5年が過ぎた。今では釘が刺さった跡形もないほどで、1日のパソコン作業が10時間程度のこともざらにある健康体である（苦笑）。

　おかげさまで、「患者役割」から学び、看護師としての修行をし直し、まるで心臓まで金属化したのかと思うほど、かなり頑丈な心臓（いえ、決して"鉛の心臓"ではありませんが……）で、楽しく多用な日々を送っている。

ナースの道標 13

**不確実性の医療だからこそ
医療者として
「想像力」が求められる**

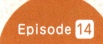

弱気な患者でいいんだ！
──「ありのまま」を受け入れる看護

術後、1年経過して
"ふつう"の生活が戻ってきた

　手術をして、1年経過したころ、もうほとんど"ふつう"に生活ができるようになった。

　ただ、まったく痛みがないわけではない。正直なところ、ついつい、パソコン作業が増え、徐々にまた元のペースの出張となり、重たいゴロゴロバッグ（キャリーバッグ）を持ち歩き、重たい荷物を持ったまま、少しくらい、え～い！っと階段を駆け上がったりしてしまう。

　しかし、そういうことをした後は必ずツケが来る。

　夜、後頸部から肩にかけて、なんともいえない不快感とい

うか、痛みというか、妙な存在感というか、結局のところ、チタンが悲鳴を上げているのを感じる。そう、頸椎に入っている小さな小さなチタンの破片のようなものが、私にとっての命綱なのである。命と動作を支配するすべてが関わる脊椎の手術をしたのだから……。

今、あのときの地獄のような痛みを思うと、よくぞ、ここまで戻ったものだ……と、もう痛みがあったことさえ忘れそうになる。でも、Episode 11でも書いた孤独なリハビリを含め、周囲の理解や支援のおかげでここまで"ふつう"になった。みんなに感謝である。

手術を前にした患者の不思議な思考回路

今だから穏やかに告白できる。

手術前、アホみたいに不安になっていた自分がいた。手術承諾書の説明のとき、そして、その後も決して穏やかではなかった。もちろん、信じていた。きっと成功すると信じてやまなかった。

しかし「万が一……ってことがあるかもしれない」と、患者というものは、一度考え出すと、悪いほうに悪いほうに

考えてしまう。

　頸部前方からのアプローチで、開けてみたら、頸椎がとてもとても変てこな頸椎かもしれないし、ヘルニアも検査結果の見た目よりも、うんとひどかったりするかもしれない。とにかく、手術をするまではわからない……。

　主治医を信じているのは事実であり、もちろん100%信じているのだが、それでも、患者というものは、どうしても"万が一"のことを考えてしまうのである。「"ふつう"の状態と違うこと≒死ぬかもしれない」というとんでもない不思議な思考回路が動き出す。

　そうすると不思議なもので、いよいよ手術の前日に、私が出したmailについて、後になってからある人がこんなふうに表現していた。

「普段あれだけ、前向きな中島さんなのに、あんな弱気な、まるで今生の別れ的なmailをしてくるなんて……。本当に心配していましたよ」

　大変な状態だったらしい。

　自分では、決してそんなつもりもなかったし、"ふつう"の思考回路の下、mailをしていたつもりだが、文面の端々に何ともいえない"ふつう"じゃない様子を感じざるを得なかったというのである。

今思えば、無意識のうちに、そういう"ふつう"ではない思考回路で書いた文章になっていたのだろう。いくら平静を装っても、常時"ふつう"ではない状態なのだから、"大丈夫"と思っていても、ついつい心の奥底では"万が一"を想定してしまうのである。そして、「こうしてmailできるのも、もしかしたら最後かも……」的なことをぼやいてしまったようである。

　そう、実は、めちゃくちゃ不安があった……。首を切る、そして、脊椎を切り取るのである。一応、看護師の国家資格を持っているし、脊椎がどのような役割をするのかくらいはわかっている。そういう手術を生まれて初めて受けてみて、あらためて、どんなに成功確率の高い手術でも、麻酔から目が覚めずに、もしかしたら、これが最期の青空になるかもしれない……とか、これが最期の電話になるかもしれない……と思ってしまう。

　「不吉」とか、そういうネガティブな感情ではなく、淡々としつつも、悲しみや不安が交錯する、でも天国に行くみたいな——なんと表現してよいか、本当に自分のボキャブラリーのなさを感じるが、たとえ手術が成功するとわかっていても、厳粛な気持ちで"万が一"というものをついつい考えてしまうのである。

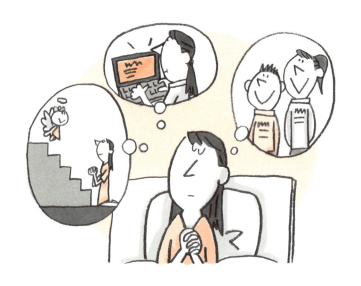

不安？ 弱気？ 一言では表せない
患者の複雑な気持ち

　もしかしたら、人はそれを「弱気になってしまう」と表現するのかもしれない。でもそれは、弱気とかの次元ではなく、"ふつう"ではない思考回路から生み出される「ふつうの感覚」なのである。

　私も確実にそうだった。

　手術前夜は、妙に子どもたちが小さいころのことが思い出

された。

「こんなことになるなら(すでに"万が一"の状態を想定し)、もっと、子どもたちと一緒にいる時間をたくさん、たくさん、つくっていればよかった……」

「もっとPTAにも行けばよかった……」

「もっとママの遺品になるような手作りのものをつくっておけばよかった……」

「もっと彼にも優しくすればよかった……」

「もっと温泉旅行に行っておけばよかった……」

「もっとパンケーキを食べておけばよかった……」

「もっといろいろな人にメールしておけばよかった」

実に小さなことから大きなことまで、「もっと〇〇しておけばよかった……」ということが、次から次へと頭に浮かんできた。

痛みに苦しみ、麻薬を使っているはずなのに、脳だけは活発に活動し、走馬灯のように、いろいろなことが思い出され、閉眼臥床しているのに、脳の回路はギンギンに活動しているのである。

悲しいとか、つらいとか、手術したくないとか、そういうネガティブな感情ではなく、まるで、天国への階段を前に、いろいろと回想しているとでもいうか、さわやかというか、

なんというか厳粛なというか……。

　しかし一方では、そんな思いを必死に打ち消そうとして、あえて"ふつう"の思考回路も活発に動いている。

　術後に、あれもしなきゃ、これもしなきゃ、などと、現実的な仕事のことや、やらなければならないことを考えてみたりして、死ぬとか悲しいとか、そういう次元ではなく、"ふつう"に自分が今後もこの世で、今までと同じような時間と空間の流れの中で存在し続けるということを想定した"ふつう"の思考回路が動いているのである。

　「大丈夫！」と言って、自分自身を激励したりするのでもなく、淡々と、術後あさってくらいのケロリとした自分を想像するのである。

　まるで、1人の人間の中に、多重人格みたいに、別の自分が存在するかのごとく、身体は休んでいるが、脳は異常なまでに興奮している手術前夜なのである。

　人は、それを「不安」や「弱気」と称するのかもしれない。でも、それはそれで"ふつう"ではない思考回路が働くことは誰にも止められないし、止める必要もないということもわかった。医療に「絶対、大丈夫」はないし、常に不確実性の中で展開されるからである。

　不安のない患者はいない。

「絶対に大丈夫」とわかっている手術でも、心のどこかに、何もかもが最後になるようなそんな厳粛な悟りの境地のような感覚が芽生えてくる。それを「弱気」と称するなら、堂々と「弱気な患者でもまったく問題ない」と言えることもあらためて悟った……。

　そんなに人は強くない。だから、支え合って生きている「人」という文字があるんだ。

患者の「ありのまま」を受け入れることの大切さ

　手術が終わってみると、幸い、取り越し苦労で済み、こうしてまた楽しく文章を書くこともできるし、ベラベラ話すこともできるし、大好きな子どもたちにチュ？　っとすることもできている。つい先日もおいしいパンケーキも食べたし、温泉にも入った。

　"ふつう"ではない思考回路の中で過ごす術前は、不安の除去なんて100％無理である。いかなるものをもってしても「不安」は必ず存在する。人がそれを「弱気」と表現するなら、それはそれでよい。

　人は弱くていいのだ。

でも、それは実は"ふつう"ではない思考回路によるものであり、「弱気」という表現とは少し異なった次元での、未知の世界への厳粛な気持ちの交錯なのである。

　患者になってみて初めて「術前の不安」というものを、今までいかに薄っぺらに解釈して、看護問題と称して列挙し、薄っぺらい看護計画を立て、薄っぺらいケアをしていたのか知ることができた。またまた猛省である。

　いいではないか、弱気で！　それを抱えている「ありのまま」の患者を受け入れられないと、ついつい余計なお節介を計画し、実行したくなるであろう。そんなことより、もっと他に「看護として支援すること」があるはずである。

　「ありのまま」を受容することの難しさをあらためて学習することができた。

　「ありの〜♪　ままで〜♪」

　どこかで聞いたフレーズである。「ありのまま」でいることが難しいからこそ、大ヒットしたのかもしれない。

　そんなことを感じられるのも、こうして、生きているからである。あの苦しみがあったからこそ、いろいろなことを発見し、感じとり、学ぶことができた。きっとこれは、私が看護師という国家資格を持っていたからでもあろう。

　人生を学び、その経験すべて生かすことができるのが「看

護」である。そんな毎日に感謝、感謝の日々である。そして、気づいた。

　あ？　人生すべて「幸せ」につながっている！

ナースの道標 14

患者は"ふつう"とは異なる
思考回路を持っている。
それは決してネガティブなことではなく、
それを「弱気」と称するなら、
患者が「弱気」になるのは
至極当然不可避の思考。
それに勝手にラベリングして
ケアしようとする看護は
所詮薄っぺらく、中途半端である

すべての経験は「看護」に通ず！

"患者"になってみて気づいたこと

　頸椎の手術から5年たった。あのときのあの痛み、アポトーシスの力により凡庸なる私にはもはや思い出すことはできない。しかし、「患者役割」の経験は確実に、今の私をなしているものであり、この経験があったからこそ、あらためて「看護」について考えることができた。

　くしくも、今、わが国は、2025年問題を目の当たりにしながら、新たな社会・医療保障制度の構築を進めている途中である。これまでと同じ structure ／ process ／ outcome のままでは、わが国の求める看護にはまだまだ及ばないということを、すでにわれわれは理解しながら、変化の一途をたど

っている真っただ中である。

　ただ、ここで誤解してはいけない。今までの看護を否定するのではない。むしろ、これまでの看護があったからこそ、今の看護があり、そしてこれからの看護がある。

　例えば、基礎看護学のシーツ交換の方法なんて、「今ごろそんなに必死に学生に習得させなくてもいいじゃない！」と、正直、今までは思っていた。もちろん、何事もない離床可能な患者のベッドメーキングならイマドキの看護師はしない。ほとんどアウトソーシングであろう。

　しかし、今回の入院で、術直後の私の体験や両親ともに手術したときのドレナージ中、あるいはサクション中の患者のベッドメーキングは、やはり、看護師がしなくてはならないということをあらためて認識した。

"型破り"とは、基本ができてこそ

　「新しい看護の習得」というものは、まずは基本的なことを踏まえた上で、その型を破るからこそ新しいのであり、本来の基本ができていない状態ではそもそも破る型がない。「破る」以前に、まずは基本の習得がいかに大切であるかということをまざまざと学ぶこととなった。

医療の世界は日進月歩。年齢がばれてしまいそうだが、昔、私が看護師になりたてのころは、創傷ケアにおいて、いかに創部を消毒し、乾燥させるか、ということをまことしやかに実践し、たっぷりの消毒と、あろうことか、ドライヤーで創部をパリパリカピカピに乾燥させていた。

　「信じられない……」と思われるかもしれないが、事実とはそういうものである。そのときは、誰もそれを疑わず、学んだことを粛々と実践し、自分の技術と知識を信じてケアを展開していた。

　だから、今確立されている技術も、この先さまざまな研究が進むことで、全く異なる方向に行くこともあるかもしれないし、ないかもしれない。この不確実性の中で、「その時々の最善を尽くすというセオリーの上に成り立っているのが医療なのである」ということをあらためて学んだ、患者役割をしつつの看護師であった。

　人生なんて、何ひとつ確実なものなんてない。それでも、「自」分を「信」じる心、「自信」がないと、自己アイデンティティーまでも揺らぐこととなり、「自信」が揺らげば、「自身」も揺らぐ。だから、今、自分の実践していることに「自信」を持って実践してもらいたいと（正直なところ、数人、気になる看護師がいたことは事実だが）、エールを送り

続けた入院であった。

　同時に、さすがプロ……とほれぼれする場面にも遭遇し、あらためて、そんな素敵な輝く看護師たちに、同じ看護師でありながら憧れすら感じたりしていた自分もいた。

　客観的にみて看護師という職業はいかに素晴らしい職業であるかあらためて知る機会となったのである。

　本来ならば、看護師はきっと全員が、キラキラと輝いていると思いたいところだ。しかし、現実は違う。世の中の動きを知りつつ、自分の将来を思い描き、理想の看護師像を自ら持ち、未来の自分を想像できる看護師の輝き方と、将来を想像できない看護師の輝き方とでは、その輝きが違うのかもしれない。

医療界の大きな変革の中で

　ご存じのとおり、2018（平成30）年、国の施策である、「第7次医療計画」「第7期介護保険事業計画」が走り出した。くしくも、大学関連では"2018年問題"といわれ、18歳人口、すなわち大学入学者が一段と減少するという社会現象の年と同じ時期である。これからしばらくは、1人の国民として、また1人の看護師という国家資格を持ったプロの医療者

として、しっかりと"自分"を持ちながら進んでいくことが求められる十数年となろう。

　2018年の診療報酬と介護報酬同時改定を前に、地方自治体では、すでに地域医療構想の策定が始まり、地域支援事業による在宅医療・介護連携、地域ケア会議、認知症施策、生活支援・介護予防等の推進が求められていた。そのような中、われわれ看護師はいかに国民に貢献していくことができるのか、あらためて考えなければならない。

熱意は制度も法律も変えていける！

看護とは、
その時代の国民の健康課題に実践的に取り組み、
それを記録し、理論化し、
その時代にふさわしい形で国民に還元していくこと。
必要なら、今ある制度や政策や情報環境を
変えていけるように地道な実践を
積み重ねていく情熱をもつこと。
By アクニース・ヴェッチ女史

　2014年、まさに、この言葉を思わせるような出来事が起

きた。歴史上初めて大雪による国家試験の追試験というものが実施されたのである。看護師である国会議員の皆さんをはじめとして、多くの看護師が「今ある制度や政策、情報環境を変えていけるように」動いた結果、実現したこの追試験には本当に感動した。

「看護師って、制度も動かせるんだ！」

また、2014年10月からの医療法改正により、医療機関の勤務環境改善に関する事項も法律の中に組み込まれた。これらも、われわれ看護師の地道な実践の積み重ねで、いえ、もちろん、医師会の実践もあるのだが、実際のところ、日本看護協会の先駆的な看護労働環境の改善に向けたワーク・ライフ・バランスの推進事業の全国展開は、法律改正の大きな大きな原動力となった。

すなわち、「**看護師って、法律も動かせるんだ！**」ということになる。

戦後70年、わが国の看護師の先輩方は、ひたすら「患者のために」という思いで看護を磨き上げてきた。前述した創傷ケアのように、今では笑えるほどの信じられないこともしていたが、それでもいいのである。

看護には「絶対」ということはない。対象が存在すればその存在する分だけ、看護は存在する。十人十色ならぬ万人万

色の看護である。

　だからこそ、基本が大事である。私は今回の入院で、あらためて母校の九州大学で学んだことに感謝すると同時に、それだけでは足りないことも認識できた。すなわち、教科書通りにはいかないことや、一見、看護師サイドからみれば無駄にみえても、その無駄があるからこそ、本質の部分が患者にとって、「あ〜、心地よい〜〜」と感じられることもわかった。自分が患者体験してみて初めて患者の苦しさのレベル、それに合わせた対応の方法などの気配り・目配り・心配りの難しさを知り、過去の自分に対して猛省する機会ともなった。

すべてのことが仕事に活かせる幸せ

　退院後は、縁あって訪問看護もさせていただく機会があった。そのとき、学んだことを、その後の実践でも活かすことができ、いかなることも糧となり実となり得ることを学んだ。特に、訪問看護では、時間軸も、空間軸も、すべて患者・利用者中心となる。病棟のように「記録は後で……」なんてことも許されず、「記録までを終えて１つの看護技術である」と学生のときに学んだとおりなのである。

　吸引の方法１つとってみても、基本的な方法が正しいと思

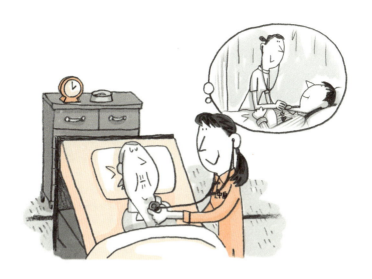

い込んでいては、あれはダメ、これはダメ、ということになりかねない。実際には、患者それぞれに合わせた方法があることもあらためてすんなりと受け入れることができた。

　入院中、私は患者でありながら、頭は看護師モードだったので正直、「あ〜、心穏やかに普通の患者をしてみたい！」と思ったのも事実だが、見えないものが見える楽しさは、やはり、看護師としての自分が活かされているとも感じ、猛省－反面－感心、つまり、楽しい患者人生であった。いや、「である」。まだ、完治したわけではなく、またいつ、再発するかもわからない状態であるので、過去形にするのは早い。

こうして、自分がいかに、看護に救われ、看護に生かされ、そしてすべての経験を看護に活かすことができる幸せ者であるかということに気がついた今回の入院。同僚であり、お世話になった看護師たち、関わってくださったすべての医療関係者の皆さまに、心から感謝している。
　そしてもちろん、こうしてアンドロイドとなった今でも、仕事ができ、日本中で修行をし続けている——そんな私を発症から退院まで、そして退院後も、ほんとに優しく、でも強固な支えとなってくれた愛する家族にも、心から感謝しお礼を言いたい。いや、実は、日々「ありがとう」って言ってはいるのだが、その重みが増したというか、あらためて、人間でよかった、と思う今日このごろである。

それにしても、
あ〜看護師って本当に幸せ！

　あえて、誤解を恐れずにいうなれば
「あ〜看護師という"世界最幸職種"でよかった〜〜！」
と叫びたい。
　もちろん、あくまでも個人的見解ではあるが……（苦笑）

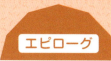

看護師って、ホントに「世界最幸職種」！

　Episode1〜15まで、『看護』連載時の原稿をほぼそのままに、少し追記しながら、皆さんにお届けした。ここでは、エピローグとしてまとめていきたい。

看護師は何のために存在する？

　医療者は、患者さんの痛みや苦しみを完全に取り除くことなんてできない。しかも人間、必ず「死」を迎える。よもやこれを読んでいる方で妖怪のように、「いや、あたしゃ200歳まで生きる！」という方はいらっしゃるまい。

　そう、人間は、DNA上、寿命は120歳くらいまで。それは既に生まれ持った「宿命」である。であれば、あなたが関わっているその患者さんも必ず亡くなる。すると医療者は

何のために存在するのか？

　簡単である。必ず亡くなる人間が、最後に「あ〜自分の人生幸せだったな〜」と感じながら昇天されるよう、どこかのプロセスに関わらせていただく。そのプロセスのとき、たとえさまざまな苦痛と共に生きていたとしても、最大限、その方が「幸せである」と感じていただくために、私たち看護師は存在する——と、私は常々考えているし、実際に「看護師」としてもそうしてきた。

　発症機序も原因もわからない疾患なんてごまんとある。治療法だって根治療法がなく、姑息的な対症療法しかないものだって枚挙に暇がない。医療なんて、所詮、そんなものだ。だからこそ、私たち医療者は、患者さんや利用者さんたちが、最終的には「あ〜幸せな人生だったな〜」と主観的幸福を感じながら旅立たれるように、御縁をいただいたその瞬間から、その患者さんが何を望み、何を幸せと感じて、これから先、生きていかれるのか、どこまでの目標を設定するのか、彼らのことに関心を持ち始めるのである。

　「看護」を考えるとき、患者さんの将来を「想像」しながら患者目標を立てる。そして患者さんに沿った個別性のある看護を「創造」する。患者さんの未来に関心を持ち、何に幸せを感じつつ生きていかれるのか、必ず迎える「死」も包摂

した幸せを支援するのが医療者、そして看護師である。

「科学者」である看護師の視点

　看護師は国家資格をもった専門職であり、科学者だ。「この患者さんの不具合は何だろう？」と、問題の焦点を絞り、そこから皆さんお馴染みの「看護過程」が展開される。「どのように支援したらよいだろうか？」と患者さんの過去・現在・未来という3ディメンションで捉える。一見では見えないデータまでをも情報化・可視化し、立体的にアセスメントし、科学者としてインテグレートされた行動を展開する。

　その対象は0歳〜100歳を超え、とても幅広い。ゆえに、3年ないし4年かけて看護を学ぶ。さらに国家資格を取得後も、患者さんたちから学び続ける。一生……。

　今回、私は「まさかの自分が患者になる」という絶好の機会を得た。ただ、不思議と「患者になったから学ぶぞ〜」などと勢いづいた記憶はない。入院中、思考回路が患者になったり、看護師になったり、まるでもう1人の自分がいるかのように、客観的に自分というものを捉えながら過ごせていた。今、思えば、だから乗り越えられたのかもしれない。

　もし「患者の思考回路」だけで入院を過ごしていたら、ま

るで普通に手術を受けて、普通に痛みが取れて、普通にリハビリして、普通によくなりました的な「単なる患者体験」に終わっていただろう。看護師の視点で奥行きのある捉え方で経験できたからこそ、あらためて「看護」に関して多くのことに気がついた。そして、考え、喜び、複雑なアンビバレンツも経験し、見えないものも感じとりながら、猛省しつつ、また少し"本物の看護師"に近づけたのではないかと思う。

　そう、あくまでも「少し」である。というのも、まだまだ私は未熟者の看護師。それでも今回の経験で、少しはプロの看護師として成長したような気がする。だからこそ、Episodeにも何回か出てくる"ありえない看護師"たちの気持ちが、まるで己の姿を見ているが如くハラハラドキドキし、ついつい彼・彼女らに期待を寄せてしまったのかもしれない。でも、よくよく考えてみると、それって「信じられな〜い（>.<）」とか、「もっと質の高いケアをしてよ〜（-.-）」とか、患者である私自身が素直に甘えられる気持ちにさせられたのかもしれない。

看護師はコミュニケーションのプロ！

　なぜなら、私たち看護師は、患者さんに表象だけでなく、

奥にある見えないものまで表出してもらう"コミュニケーションのプロ"でもあるからだ。

　例えば、私たち看護師は、初対面でも、相手に警戒心を抱かせることなく dialog を持つことができる。カウンセリングの基本中の基本である「傾聴・受容・共感」ができているからだ。そして、それだけではない。私たち看護師は、患者さんが自分の力で生活者としての目標をつかむことができるよう支援する"コーチングの実践家"でもある。その根底には「患者さんとの信頼関係を構築し、人生における本質的な目標を共有する」姿勢があるのは明らかである。

　看護師には「プロとしてさらりと患者さんに使いこなしているスキル」が他にもまだまだある。例えば、患者さんと看護師がお互いを1人の人間としてリスペクトし（尊重）、お互いによい影響を与えつつ（ケアの双方向性）、自律を促しながら不足部分を支援し合う"エンパワーメント"もその1つ。患者さんに対して率直かつ誠実に対等に関わり、自己の行動に責任を持つ"アサーティブネス"や"折り合い力"もそうである。そのようなスキルは挙げていったらキリがない。

　私たち看護師は、患者さんに対し実に高度なコミュニケーションスキルを使っている。そして、これらのスキルは、患者役割を経験し、リハビリを進めていく私自身も自然と発揮

することができていた。だから、「生きたまま腕をひちぎられるような痛み」を感じても、（私の）小児サイズの身体による「麻酔の効き過ぎ」というハプニングにあっても、冷静に対処できた。「患者という生きもの」を客観的に受容する「自己」があったからかもしれない。

「看護師のスキル」が救ってくれる

　そんな風にもう１人の自己を有しながら、患者になってみてあらためて、私は「弱気な自身」に対峙した。しかし、そこで看護師の視点が救ってくれた。

　「いったい、今、自分は何を思い、感じ、どうしたい？」と、冷静に洞察するもう１人の自分が、自分自身に傾聴・受容・共感していたのである。そして「こんなことしても意味がないのでは……」と諦めそうになる弱気な自分に、家族とつながることの意味を見いださせ、奮い立たせるコーチングの役割をしてくれた。「ありえな〜い！」と驚くほどヘンテコなことをしてくれる看護師に対しても、アサーティブネスな思考ができた。

　まさに、さまざまな葛藤を抱く自身との折り合いをつけながら日々過ごしていた中でも、最も役に立ったスキルは、"リ

フレーミングによるストレスマネジメント"であった。例えば、水分制限のある患者さんに「1日500mLしか飲めません」と表現するのと、「1日500mLは飲めますよ」と表現するのと、受け手はどう思うだろうか。どちらも摂取できる水分量的には、伝えた内容は同じである。しかし、相手の受ける印象はまるで異なるだろう。

　私たち看護師はできるだけ患者さんにストレスを与えないように、でも嘘はいけないので、リフレーミングをしながら患者さんのストレスマネジメントもしている。私自身、術後は握力が戻らなかった。趣味であるチェロを弾きたくても**「弦を押さえる力が戻らなければもう弾けないじゃない！」**と苦悶しつつ、考え直す。「でも待てよ、今まで握力が30kgもあったのは、女子的にはあまりにもあり過ぎ……。今の20kgって別に普通じゃん。**普通の女子になれたんだ！」**とつまらないことで落ち込みそうになる自分にポジティブな思考が働いた。Episode 3～4でも述べた「信じられない！」行動をとる看護師にも、「待てよ……。これには、何か意味があるのかもしれないし、よく考えてみよう」とポジティブな解釈をすることでイライラもなくなる。もしも、これらのスキルを巧みに使えない自分であったら、もっと違った患者役割の期間を過ごしたかもしれない。

「素敵な看護」に気づいていますか？

　今、思い起こしても、あらためて「看護師という職業を選択し、学び、またそれを生業にしていてよかった〜」と誇りに思い、幸せだと実感する。

　でも、「そうかな〜」と訝しげに首を傾げている人がいるかもしれない。もし、そうだったら、それは日常的に自分が素敵な看護をしていることに気がついていないのである。

　ヒトは、いくら素晴らしいものを見ても、聴いても、感じても、それが「大脳新皮質に送られてきた情報として意味づけられない」と気がつかない、つまり認識できない。例えば、皆さんは自宅から職場までシロツメクサの生えているところが何カ所あるか、答えられるだろうか。よもや閉眼したまま通勤する人はいるまい。だから、必ず開眼し、網膜から画像を取り込んでいるはず。でも覚えていない。見ているのに、見えていない。

　人間とは、実に都合のいいものである。自分の興味・関心あることは、すぐに五感でキャッチし、大脳新皮質に伝わっていく。さらに、それに付随するさまざまな感情的な部分を大脳辺縁系で感じとり、その状況に喜怒哀楽や快・不快を表

す。ところが、まったく興味・関心がないことには、視神経で記号化された信号が大脳へ送られても、それらに意味づけがされていない。つまり気づかない、認識しない。だから、まるで、見てない、聴いていない、感じていない、ということになる。

けれども、もし、あなたが四つ葉のクローバーに興味・感心を寄せていたらどうだろうか？　どこかで「四つ葉が生まれてくるのは、同じシロツメクサの群生の中でも物理的刺激のあるところ」という知識を仕入れたとしよう。そして、翌日、シロツメクサに関心を持って通勤してみると、きっとまるで違う道を通勤しているように感じるはずだ。

実は、これ、「看護の基本」でもある。表象データだけでなく、患者さんに全人的に興味・関心を持つことで、兆候への気づき、確認もできる。プロとして「看護」を認識しながらケアをしていると、あらためて、自分がいかに必要とされている存在であるか、時には、つらいこともあるだろうが、看護がやりがいのある相対的に幸せな職業であることを認識できることだろう。

一方、もしも、毎日、今日の受け持ち患者に、あれする、これする、という「作業」をこなしているだけだったら、自分たちが、いかに素晴らしい看護をさせていただいたとし

ても、それが認識できない。たぶん、看護師という職業に「主観的幸福感」を感じていない看護師の多くは、Episode 6 でも触れている、一見、作業ロボットと化した行動に陥っているのかもしれない。

日本の看護は「世界最高」だ〜！

そんなことを書いてしまうと、この本を手に取りながら、「もしかして私、ロボット看護師？」と苦笑している方もおられるかもしれない。でも、そこはご安心あれ。日本の看護師は世界一素晴らしい。自分が日本人の看護師だから贔屓目で見ているというわけではない。海外の看護師たちをこの目で見て触れて体験したからこそ自信もってそう言える。

なぜなら日本の看護師は、いちいち認識していなくても、実は、無意識のうちに、科学者として hands on care を展開し、素晴らしい行動がとれているからだ。

でも残念ながら、それらの行動を認識せずに、毎日、仕事をしているとその素晴らしさに気がつくことはできない。自身がどのようなケアを展開しているのか、「自分という看護師そのもの」に興味・関心がなく、言われた仕事をさばくだけ、見ているだけ、では、そこに「看護」としての意味づけ

がなくなる（つまり、認識されない）。そして、毎日「ルーティンワークをこなすだけ……」と感じて、自己効力感も低下してしまう。看護職を素敵な職業と感じない看護師たちの多くは、そんなスパイラルに陥っているのかもしれない。

自身を愛する「幸せ」で患者にも幸せを！

　もしあなたが「看護師という職業って素敵〜！」と感じていないとしたら、それは自分の素晴らしさを認識していないだけかもしれない。もっと自分の素敵なところを日常的に見つけてみてほしい！　患者さんへの興味・関心、すなわち「愛」を注ぎ、内在化している問題までも気づけるあなたであれば、「自身」にも関心を持ち、**「今日はこんな素敵なケアをしたな〜」**とか、**「ここを頑張ったな〜」**とか、**「今度はこうしてみようかな〜」**とか、「自身にもこんな素敵なところがある」ことに向き合ってほしい。

　「無関心」はいわゆるネグレクトである。自身を放棄せず、愛してほしい。すると看護師という素敵な生業を選んだ自分の素敵なところがきっとあらためて認識できる。もちろん、**「自分は完璧な"デキル"看護師だ！」**なんて思い上がることとは意味が違う。常に、**「自分みたいな看護師でよいか」**

と自問自答する真摯な心は一生必要である。

　完璧な看護師なんて皆無である。誰しも、何かしら不得手にしていることや未熟な部分がある。だからこそ看護師は一生、患者さんから学び、自己学習も積み重ねていく面白さを持った職業ともいえる。未熟者でもいい、そんな部分も含めて、自身に関心を寄せ、自分を愛する。日本人だと、ちょっと照れ臭いかもしれない。でも、自分を愛せない人は、他人も愛せない。自身が幸せを感じていると溢れ出てくる「幸せ」を、患者さんに注ぐことができる。まさにメイヤロフのケアリングの理論である。

　まずは、患者さんへの愛ある行動を自分自身にもとってみよう！　すると「なぁ〜んだ！　意外に自分って素敵じゃん！」と感じることがたくさんあるはずだ。まずは自身が「幸せ」であること、それが患者さんの「幸せ」を支援する医療者としてとても大切なことである。

看護師が「世界最幸職種」である理由

　看護師は「自身の素敵なところが見えてくる」だけではない。私自身、子育て中、ピアジェの気持ちやヴィゴツキーの考え方に「なるほど〜！」とものすごく実感し、楽しめてい

る。反抗期も「あの小さな芥子粒ほどの受精卵が、よくぞそんな憎まれ口をたたくように成長したな〜」と感じ、かわいくて仕方がなかった。つまり小児の認知発達理論の視点で捉えるため、本質が理解でき、冷静に対応できたのである。

また、私の父は「がん」である。幸い、今すぐ昇天しそうな病期ではない。後期高齢者らしいさまざまな不具合を呈しながらも老夫婦で何とか生活している。そこでも看護師は手術や治療に関する先の見通しが立つし、介護保険のことや地域の社会的リソースの調整も理解しながら進められる。

このように、子育ても介護も「看護師」という職業を生業としている「プロ」なればこそ、自分の人生に活かせている。

さらに、さまざまなEpisodeでも触れたように、看護師という職業であるが故に、人生最強の敵でもあり、最強のパートナーでもある「己」に対しても、専門職としての思考と行動のおかげで「弱気な患者でもいいじゃない！　それが自分なんだから」と、自己を洞察し、肯定し、愛することができた。どれだけ救われたことか……。

最後に、とっておきの「発見したこと」をお伝えしたい。

自分が患者となり、あらためて、当たり前にできていたことができない絶望感と苦しさを経験した。しかし今は、アンドロイドとなり、「当たり前」にチェロが弾けて、フライパ

ンが持てて、文字が入力できて、愛する家族との時間を過ごしている。「当たり前」って、実に「幸せ」なことだ。そう感じると、あっという間に「主観的幸福感」が満たされるアンドロイドの毎日となる。お金も、時間も、迷惑もかからない「主観的幸福感」の醸成方法を、私は発見したのである。

　そんな風に認識し、行動できるのもやはり「看護師」という職業であったからだとつくづく実感する。

　あ～！　看護師って、ホントに世界最幸職種である！

おわりに～日本中の看護師さんと愛する家族へ

　まずは、ここまで読み進めていただいたことに感謝している。おそらく途中で、「なんと拙い文章なのか～」と投げ出したくなるところを根気よくお付き合いいただき、感謝である。そして、プロローグでも書いたのだが、こうして私が、今でも普通に文字入力できたり、生活したり、楽しい人生を送ることができているのも、とにかく容赦なく厳しくも大きな「愛」で私を追い返してくださった井上由紀子先生のおかげであることも感謝感謝である。

　入院した私は「何かしら記録を残しておかなければ……」と、痛みと闘いながらも、取りつかれたようにベッドサイド

で日々の出来事を記録していた。少し元気になってから、プライベートのブログで入院のことを掲載し始めたところ、編集者の目に留まり、「連載をしてみないか」とお声かけいただいた。よもや連載になろうとは思ってもおらず、ましてや本になるなんてゆめゆめ考えてもいなかったため、実に、つらつらと、患者としての本音の弱気、あるいは抽象的なえも言われぬ不思議な感覚などを書き連ねていた。

　それでも、看護師になって以来、ずっと自分が看護師であることに誇りをもっている。「看護師って、すべての経験を人生に活かすことができるし、看護を学んでいたおかげで豊かな感性と幸福がもたらされる。素晴らしい職業だな～」と実感した。それを、入院でさらに強く感じ、「ぜひとも看護師の仲間にお伝えしたい！」と思っていた。日本中の看護師さんも「自分って素敵～」と気がついてほしい！　と心から願っている。

　また、文才のない一般ピープルの書いたメモ書きを、こうして皆さんの手に届けることができた。私の徒然なる文章に魂を入れ、「本」にしてくれた日本看護協会出版会の望月正敏さんに心から感謝申し上げる。

　そして最後に、私をずっと支え続けてくれている愛する家族に感謝し、本書を捧げたい。
　　　　　　　　　　　　　　　　　　　　　　　　　（ア）

【著者紹介】

中島 美津子 Mitsuko Nakashima

東京医療保健大学東が丘・立川看護学部
／大学院看護学研究科 教授
看護職の採用と定着を考える会 理事

九州大学病院、赤十字病院、済生会病院など夫の転勤のため複数病院で看護師として勤務。2003年より教育・研究職として九州大学医学部保健学科、聖マリア学院大学看護学部。その後、臨床現場へ戻り、東京警察病院、南東北グループの副院長・看護部長（看護局長）等の看護部管理職。2015年より再び教育・研究の場へ。広島大学大学院医歯薬保健学研究院特任教授を経て現職。九州大学大学院人間環境学府発達・教育システム専攻修士課程修了（教育学修士）、広島大学大学院保健学研究科博士課程後期修了（看護学博士）。2018年4月より日本看護協会機関誌『看護』で「人も組織も、つぶれない、つぶさない 理論に基づき人と組織を育てる方法」を連載中。

「患者」になって再確認！
看護師でいられて本当に幸せ

2018年8月20日　第1版第1刷発行　　　　　　　　　　　　　　　〈検印省略〉

著　　者　中島美津子

発　　行　株式会社 日本看護協会出版会
　　　　　〒150-0001 東京都渋谷区神宮前5-8-2 日本看護協会ビル4階
　　　　　〈注文・問合せ／書店窓口〉TEL/0436-23-3271　FAX/0436-23-3272
　　　　　〈編集〉TEL/03-5319-7171
　　　　　http://www.jnapc.co.jp

装　　丁　新井田清輝
イラスト　上垣厚子
似 顔 絵　松井真理子（小倉第一病院ホスピタルイラストレーター）
印　　刷　三報社印刷株式会社

●本書の一部または全部を許可なく複写・複製することは著作権・出版権の侵害になりますのでご注意ください。

©2018 Printed in Japan　　　　　　　　　　　　　　　ISBN 978-4-8180-2127-3